暮らしに広がる
ポジティヴヘルス

オランダ発・レジリエントな健康のかたち

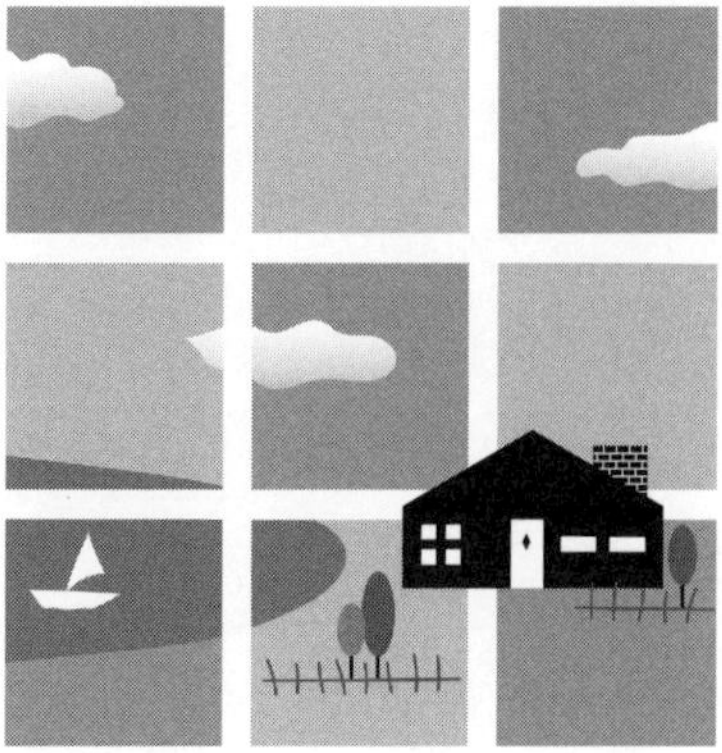

Jeanette A.Taudin Chabot
シャボットあかね

日本評論社

はじめに

病気がない状態を「健康」というのは、もう時代遅れ。「社会的・身体的・感情的問題に直面したとき適応し、本人主導で管理する能力」というのが、オランダ発の健康の新コンセプト。世に出したのは、元家庭医で、その後研究者になったマフトルド・ヒューバーです。

「ポジティヴヘルス」と命名されたこのコンセプトについての本ならば、発祥地オランダよりも、二〇一八年に出版した日本語の『オランダ発ポジティヴヘルス―地域包括ケアの未来を拓く』（日本評論社）のほうが先発でした。それほど目をつけるのが早かったと内心得意だったのに、あれよあれよという間に、オランダ中にポジティヴヘルスは根を張っていき、今では数年前の相当先に進んでいます。ベルギーでも広がりを見せ、アイスランドでは最初から厚生省がかかわるという力の入れよう。

オランダ国内の最近のめざましい動きは、一気に規模が拡大されたことです。ヒューバーが設立したインスティテュート・フォー・ポジティヴヘルス（iPH）は、この数年間「すべては健康」という意味のAlles is Gezondheid（ＡＩＧ）という組織といくつものプロジェクトを共同で実施してきましたが、この二組織は二〇二二年に合併しました。

二〇一四年に保健・福祉・スポーツ省（オランダ語略称ＶＷＳ）の全国予防政策の一環として設立されたＡＩＧは、地方自治体、公衆衛生局や教育機関などの公共セクターと、小売店からレストラン、ミュージアムまでカバーする民間セクターの三〇〇〇団体がメンバーの、大プラットフォームです。

大きくなったチームとしてのポジティヴヘルスが進む方向は、まずは、地区、都市、地域などを単位に、集団としての健康に取り組むということ。とくに「ヴァイク」と呼ばれる地区レベルが注目されています。現在三四四あるオランダの地方自治体（市町村）の半分以上が、ポジティヴヘルスを政策の骨組みとしていますが、地方自治体とポジティヴヘルスの関係は今後、さらに強化されていくことでしょう。

二つ目の取り組みかたは、分野を超えた協働。たとえば「子どもの貧困と健康」がテーマであれば、家族の借金、住宅、オランダ語能力、教育にまつわるプレーヤーのネットワークがかかわってくることになります。「緑と健康」にも、異分野のプレーヤーの協働が必要となります。

新しいコンセプトは、四段階を経て定着するといわれています。最初の段階はパイオニアたちによるコンセプトの紹介。次の段階で、影響力のある人たちが徐々にそれを受け入れていく。コンセプトがさまざまな場で合意される取り組みとなっていくのが、第三段階。最終段階では、コンセプトが制度化され、新しい標準となります。ポジティヴヘルスは現在、第二段階に入っていると見なされています。

人々にインスピレーションを与え、ものごとなり人々を全体的に捉えられるイノベーションをもたらすポジティヴヘルス。これは続々と登場する、「健康」と関連する新しいアイデアとかソリューションとは異なり、オランダでは完全に社会的ムーブメントとなっています。

オランダ発ポジティヴヘルスの日本での旗振り役は、福井市にある「オレンジホームケアクリニック」、そして長野県軽井沢町にある「ほっちのロッヂ」の紅谷浩之医師。コロナ禍前の一〇ヵ月間に三回オランダにいらしたけれど、「グングン成長していくそのスピードには、来るたびにびっくりします」とおっしゃる。

すでに本家本元のマフトルド・ヒューバーによる研修が日本で行われたし、慶應義塾大学大学院健康マネジメント研究科の堀田聰子教授がこのコンセプトについて学術会議で発表されています。松本記念財団の長谷川フジ子理事は、現在、東京医療保健大学大学院客員教授でもありますが、東京大学未来ビジョン研究センターの客員研究員時代から、ポジティヴヘルスの研究に取り組んでいます。厚労省も、オランダ発ポジティヴヘルスなら、少なくとも耳にはしているはず。残念ながらコロナ禍で延期が続きましたが、オランダから派遣される講師による次の研修も企画中です。

どんどん進むといっても、ポジティヴヘルスは決して一人歩きをしているわけではありません。まちづくり・くにづくりを目指して、新しい仲間と手を取り、つながりながら裾野を広げています。二〇二〇年に軽井沢で開所した「ほっちのロッヂ」と、ほぼ同時に開校したお向かいの「軽井沢風越学園」がそのよい例です。

「ほっちのロッヂ」は、ポジティヴヘルスをベースとする日本初の診療所ですが、コミュニティセンター兼カルチャーセンターでもあるという不思議な存在です。その「ほっちのロッヂ」が行った風越学園の生徒の内科検診ときたら、イノベーティブ者同士にポジティヴヘルスが加わったのですから、メチャクチャ面白いものだったようです。オランダのように、日本でもポジティヴヘルスは医療から教育に浸透していきそうです。

ポジティヴヘルス誕生の経緯と最初の学術的な裏づけ、それに、主としてヘルスケア分野への初期の導入については前著『オランダ発ポジティヴヘルス』で触れたので、本書ではその続き、ポジティヴヘルス的な暮らしのありかたを中心に紹介していきたいと思っています。

これまでの経緯をさらっと復習してから、オランダの現状、ヘルスケア分野での導入例、実践とともに明らかになってきた問題点、主流となりつつある健康の考えかたを紹介します。実践が成功すればするほど、新しい問題が浮上するという落とし穴がありますが、その例は3章でいくつか挙げます。暮らしのありかたの面では、空間計画やお金の問題も絡んできます。そのような側面も健康への影響をたっぷり与えるのは明らかとはいえ、どこまで裾野を広げればよいのでしょうか?

正直いって、客観的なキリのつけかたなどないと思います。「これこそポジティヴヘルス精神ではないの！」と、私の心に響いたテーマを書き連ねたというのが実情です。

ここで翻訳についてひとこと。

前著『オランダ発ポジティヴヘルス』では、コンセプトの定式化にあたって、初出であったBMJ（British Medical Journal）の英語表現の日本語直訳を採用しました。それが「社会的・身体的・感情的問題に直面したときに適応し自ら管理する能力」です（松田純訳、二〇一四年）。けれどヒューバーが通常使用するオランダ語の表現は、「自ら管理する能力（自己管理）」ではなく、「本人主導」とか「自己指揮」という意味なのです。

「自己管理」だと、健康は本人の問題であって、まわりの問題ではないというニュアンスがつきまとってしまいます。けれどポジティヴヘルス流では、地域・コミュニティの人たちや組織が、本人を支援するのは当然。自己決定権を重視する英語圏では「自己管理」で違和感はないのかもしれないし、英語のmanageには「管理」という意味以外にも、「やりくりする」とか「（なんとか）対応できる」という意味もあって、必ずしも冷たい感じのする「管理」の意味だけではないということもあります。

というわけで本書では、英語でself manageと表現されている言葉を、オランダ語に従って「本人主導」と訳すことにしました。

それ以外にもこの本では、「クモの巣」に関する表現を現在iPHが使う表現、あるいはヒューバーが日本で行った研修の際採用した日本語訳などに変えていて、前著とは多少異なると、前もってお断わりしておきます。

でも変わってもかまわない。もともとポジティヴヘルスは、健康に対して動的（ダイナミック）なアプローチ。ベターなやりかたがあれば、いったん決めたことでも変えていく。

ポジティヴヘルスのイメージは、大理石で刻んだ見事な像ではありません。押せばユラユラと動きながらも、毎回バランスを取り戻すダルマさんのほうが、ずっとふさわしいと思います。そう、生きるというのは、変わり続けるということなのです。

ところで「ポジティヴヘルス」の、「ヴ」という表記に私がこだわるのは、日本には「ポジティブヘルス」とか「ポジティブサイコロジー」など「ブ」のほうならたくさんあり、それらと、このオランダ発のコンセプトを区別するため。ご協力お願いします。

暮らしに広がるポジティヴヘルス◎目次

1章　ちょっとおさらい
——ポジティヴヘルスと「クモの巣」

ヒューバーがたどりついた新たな健康

「単に疾患がないとか虚弱でない状態ではなく、身体的・精神的・社会的に完全に良好であること」まったく病気がなく、すべて完璧な状態ならば健康とする、というこのＷＨＯ（世界保健機関）の定義だと、慢性疾患、しかも複数の慢性疾患を抱えている人がザラにいる高齢社会の現在、健康な人間なんて、いったいどこにいるというのですか！　それにいったん患者になってみると、疾病そのものの以上に大切なことがある。自分自身、立て続けに深刻な病気になって、これに気づいたオランダの家庭医マフトルド・ヒューバーは、患者であるとはどういうことなのか、医学部ではまったく教えてくれなかったと認識しました。現代人にとっての健康を追求するため、彼女は研究者になりました。

三〇年かけ、自分が病気になるたびに試してきた彼女のコンセプトとは、「社会的・身体的・感情的問題に直面したとき適応し、本人主導で管理する能力」としての健康。英国医師会の学術誌ＢＭＪ

にこれを発表したのが二〇一一年。このコンセプトを「ポジティヴヘルス」と命名し、それまで勤めていた研究所を退職して、インスティテュート・フォー・ポジティヴヘルス（iPH）という財団を二〇一五年に立ち上げた。翌年、ポジティヴヘルスの適用性についての大規模調査結果が再びBMJで発表され、ポジティヴヘルスは骨太のコンセプトになりました。

オランダ発ポジティヴヘルスは、ビジョンであるとともに、ツールや研修訓練を備えたメソッドでもあるのです。

こだわりのコンセプト

まず注意してほしいのは、「社会的・身体的・感情的問題に直面したとき適応し、本人主導で管理する能力」というのは健康の定義ではなく、コンセプト（概念）であるということ。

定義とコンセプトではいったいどこが違うのかといえば、定義は「ナニナニ・イコール・アレコレ」というように、取り上げる対象を固定化させる。つまりそれ以外の対象は無視してしまう。

一方コンセプトは、同種の内容であればいいので、いくつかのことがらの大きな意味が共通ならOK。日本語の「概念」より「コンセプト」のほうが、そこに込める意味やメッセージが積極的な印象を与えるような気がするので、ポジティヴヘルスに関しては「コンセプト」を採用しました。

ポジティヴヘルスがコンセプトであるということは、マニュアルとか「ポジティヴヘルス認可証」があるわけではなく、「これこそポジティヴヘルス！」という信念さえもてば、ポジティヴヘルス・

ファミリーに属すると思っていいということです。

「ポジティヴヘルス」と耳にすると、私には次のような連想が湧いてきます。

・ワクワクする！
・本人主導だけど、まわりの支えがある。
・人間も社会も、細切れの集まりなんかじゃない。有機的な全体だよね。
・だから多職種協働、学際的であるべきだし、健康に寄与するのは医療だけとは限らない。
・誰かを支えるには、テクノロジー以上に時間と忍耐が必要。
・人も社会も常に変わりゆく。だからなにごとも固定的に捉えない。
・とにかくやってみよう！

ブルーゾーンとSOC

ポジティヴヘルスの形成にインスピレーションを与えたといわれる概念は、ブルーゾーンと首尾一貫感覚（Sense of Coherence：ＳＯＣ）です。

ブルーゾーンとは、アメリカのジャーナリスト、ダン・ビュイトナーが紹介した、健康長寿の人々が多く居住する地域のこと。イタリアのサルデーニャ島、日本の沖縄、カリフォルニア州ロマリンダ、コスタリカのニコヤ半島、そしてギリシャのイカリア島などがそれにあたります。これらの地域を世界地図で示すとき、青色のマジックペンを使いながら円で囲ったので、「ブルーゾーン」と呼ばれるようになったそうです。

ブルーゾーンが『ナショナルジオグラフィック』誌のカバーストーリーになったのは二〇〇五年ですが、いまだに外国人が、口を揃えて沖縄を褒めたたえるのを耳にすると、たいがいの日本人はモジモジしてしまうようです。果たして今日、沖縄がブルーゾーンの名に値するかどうかわかりませんが、ブルーゾーンにはいくつか共通の特徴があります。

まずは新鮮な食材を使った、野菜中心で腹八分目の食事。それに、適度に身体を動かす習慣があること、生活にいきがいがあること、そしてコミュニティとのつながり。

ブルーゾーンが世界中に散らばっていることから、これは遺伝による特徴ではなく、さして目新しくもないこの四つのライフスタイルの要素と関係あるものだとされています。

オランダの地方自治体によるポジティヴヘルスのアプローチの一つは、州なり市町村なり地区をブルーゾーン化すること。住民、医療と福祉関係者、地域の企業、教育機関、NGO、地方自治体などを巻き込む多パートナー協働アプローチで、健康な食事、適度な運動、地域住民としての活動を促進するわけです。オランダ全体をブルーゾーン化するのがヒューバーの野心ですが、AIG（Alles is Gezondheid）と合併して、その理想に一歩近づいたようです。

首尾一貫感覚とは、医療社会学者のアーロン・アントノフスキーによって提唱された、ストレスに柔軟に対応できる能力のことです。第二次世界大戦中、アウシュビッツなどの強制収容所で、過酷な状況のもと、ストレスに負けて健康を害した人もいれば、同じ状況でもストレスに打ち勝ち、長く健康を維持した人もいた。ストレスに負けなかった人たちには、把握可能感、処理可能感、有意味感から構成される首尾一貫感覚があった。

変化に適応できる能力を健康とするポジティヴヘルスは、この首尾一貫感覚と類似している点が目立つのは当然のことでしょう。

ポジティヴヘルスの次元と指標

オランダ発ポジティヴヘルスとは、より具体的にはどういうものなのか。

本人主導であることが出発点なのですが、常に変化する現実に、そのつど適応できる力のことを指します。この力はレジリエンスと呼ぶこともできます。チャレンジに対応することを学ぶプロセスであって、到達点そのものを指すわけではないので、当然ダイナミック（動的）。静的である「状態」を指すWHOの健康の定義とは対照的といえます。

ポジティヴヘルスは、「身体の状態」「心の状態」「いきがい」「暮らしの質」「社会とのつながり」「日常機能」の六次元によって構成されるとヒューバーは説きます。六つそれぞれのもとに、その次元を構成するいくつかの指標がきます。

二〇二一年末に「性生活に満足している」（身体の状態）と「親密感がある」（暮らしの質）の二つが加わり、現在、指標数は四四です。いくつかバージョンがありますが、とりあえず最新の基本ペーパー版（2021/2.0）を示します。わかりやすくするためにデジタル版も参照しました（図1－1）。

ここで明らかなのは、ポジティヴヘルスとは、身体と心の状態だけで、人を患者あるいは患者予備

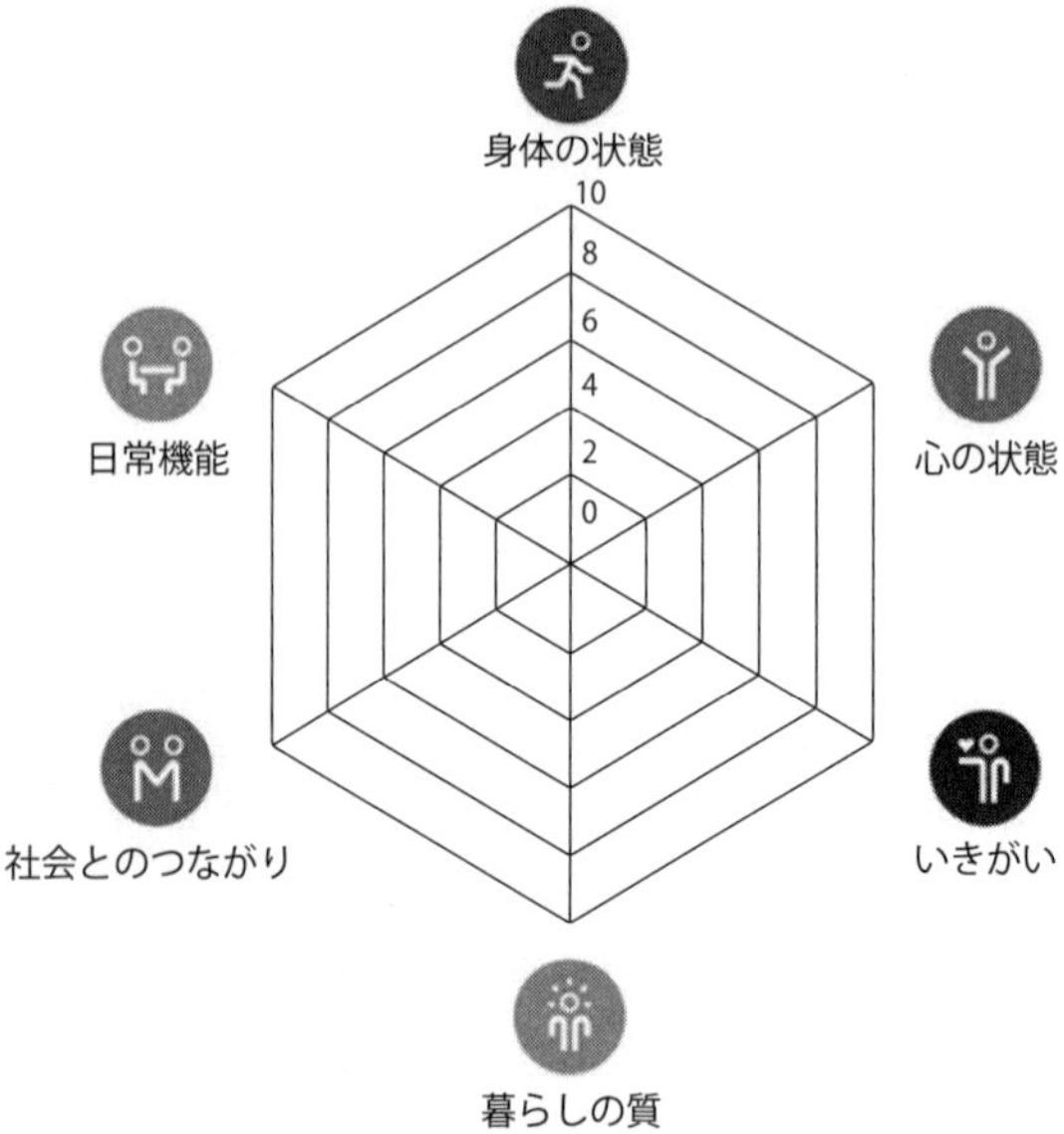

身体の状態：健康だ、体調がよい、病状や痛みがない、よく眠れる、食欲がある、性生活に満足している、身体のコンディションがよい、動きがラク
心の状態：記憶力がよい、集中力がある、コミュニケーション力がある、朗らか、自分自身を受け入れられる、変化に対応できる、ものごとが収拾できているという感覚がある
いきがい：生活にいきがいがある、生きる意欲がある、達成したい理想がある、将来に希望をもてる、人生を受け入れられる、感謝の念がある、生涯学び続けたい
暮らしの質：生活を楽しめる、幸福な暮らしだと思う、しっくり感がある、バランスのある生活だ、安心感がある、親密感がある、住まいと同居する人に満足している、十分な生活費がある
社会とのつながり：他者とのつながりがある、自分を尊重してもらえる、楽しみを共有できる仲間がいる、必要なとき支援してくれる人がいる、居場所がある、やりがいある活動・仕事がある、社会に対する関心がある
日常機能：身のまわりのことができる、自分の限界を承知している、健康についての知識がある、時間管理ができる、金銭管理ができる、働ける・活動できる、支援を求めることができる

図1-1　ポジティヴヘルスの次元と指標（iPH）

軍として見るのではなく、全人的に捉えるということ。六次元に分けてあっても、次元の間に仕切りがあるわけではなく、これら全体で、その人のある時点においての「健康面積」を顧みるのが目的です。

次元と指標だけを見れば、「なーんだ、こんなことほかでもやっているじゃない」と思うかもしれませんね。ほかの手法・評価法と比較して、ポジティヴヘルスをとっつきやすく、したがってさまざまな場面で活用しやすくしているのは、健康面積をビジュアル化する「クモの巣」の導入によるところが大きいと思います。

さまざまなクモの巣ツール

「クモの巣」は、六次元を六軸として、各軸に〇から一〇までスコアを与えます。これは決して客観的な評価ではありません。あくまでも記入する本人の、その時点における主観的なスコアです。現時点の自分の状態を表していると思われる、各軸の位置に点を記し、それぞれの点を結ぶとクモの巣のようになる。このクモの巣の内側が「健康面積」で、大きければ大きいほど、その人の健康感は大きいといえるのです（図1－2）。

クモの巣はペーパー版から始まったのですが、その後デジタル版も利用可能になりました。ペーパー版を使用するときは、各軸（次元）に属する指標一つずつにスコアをイメージして平均点を記すのではなく、その軸と関連する指標全部を頭に入れながら、次元ごとにスコアを与えます。

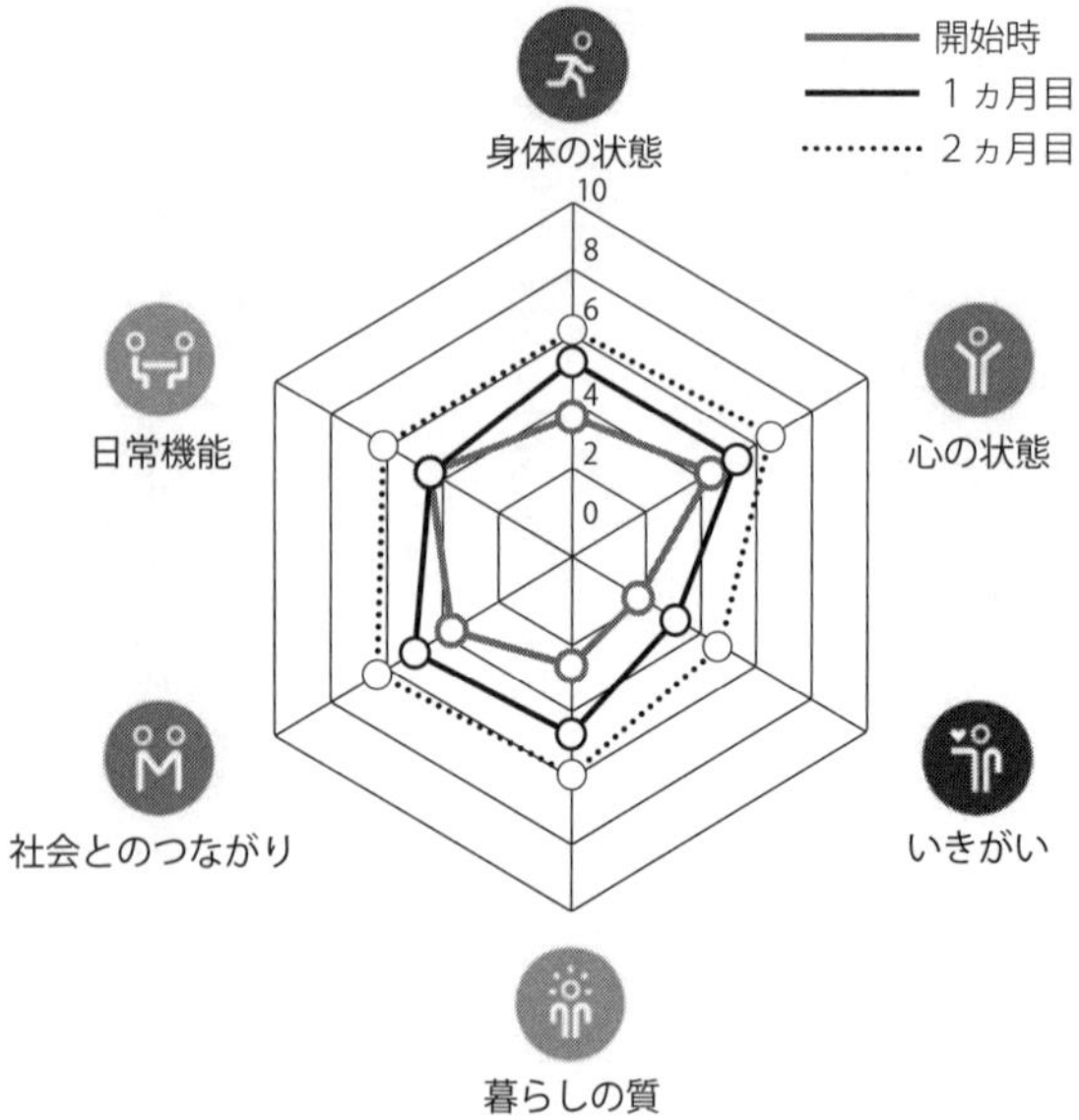

図1-2　クモの巣の健康面積（iPH）

一方デジタル版では、質問に答えるかたちで、スライドを動かしながら各指標のスコアを決めていきます。すると最後に各次元のスコアが現れ、それがクモの巣のかたちになって、全体が見られるようになっています。自分の状態を改善したいと思う人たちのために、役立ちそうなリンクも掲載されています。

最新バージョンでは、ホームページに説明のアニメーションがあり、ログインすると前回記入したクモの巣が出ます。また、支援者ととくに話し合いたい質問があれば、チェックマークを加えられるようになり、振り返りに役立つメモも記入できるようになりました。

各軸に、一つの指標と関連する質問一つというバージョンもあり、家庭医の待合室で気軽に記入できます。家でインターネットを使って記入したデジタル版なり成人用ペーパー版を、診療中に家庭医と一緒に見ながら話し合うことも可能。医療記録として残すこともできます。

簡単な言葉遣いの質問に絵文字で答える子ども（八〜一六歳）向けと、ユース（一六〜二五歳）向けもあります。両方とも電子版とペーパー版があります。

オランダにはオランダ語の読み書きが困難な移民・難民が住んでいるし、オランダ生まれでも読解力が低い人たちはいます。そういう人たちのためには、ペーパー版と電子的シンプル版に加えて、音声つきデジタル・シンプル版クモの巣が開発されました。

けれど、高齢者専用バージョンは作らないと決めたとのこと。高齢者は一般成人用クモの巣を使い、認知症の場合はシンプル版を使うことも勧められています。

ライセンス契約のもと、職場や組織のメンバーが記入し、グループとしての健康面積を知ることもできます。どのバージョンでも、以前記入してからの変化を見ることができます。

終末期の患者にも、遺族のグリーフワークの過程でも、クモの巣は役立ちます。痛みがあっても、寝たきりであっても、終末期の患者は、自分の状態に対して高いスコアを与えることが多いそうで、人間の適応力には驚かされると、ある家庭医は語りました。人生を終えるにあたって満足感を覚えることは、死を待つ人にとっても、その家族にとっても貴重であるといわれています。

認知症のある人や終末期の患者で、本人が記入できない場合、まわりの人が質問するように話しかけて得た答えをスコアにしていくことも可能ですが、その際、記入者が本人の答えを誘導しないようにすることが大切。

最近は地区などコミュニティの「健康面積」を知るためのコミュニティ用クモの巣、空間計画に使うためのクモの巣もできました。8章でご覧いただけます。

なお地域公衆衛生局など三〇以上の組織が、各自のシステムにデジタル版クモの巣を取り入れています。

対話の糸口、クモの巣

クモの巣の「スコア」は、決して定量的・客観的な評価のベースになるものではないと、強調しておきます。まずは本人の振り返りのため。自分の状態を新しい視野で把握するのに役立ちます。

また医療者や家族などと、通常とは一味異なる対話をもつきっかけとなる、対話のためのツールであることも重要な点です。対話を通じて、本人にとって何が大切であるかを、本人と支援者が共に探る。そして本人が選ぶ現実的なアクションを、本人主導で実現させていく。

振り返りのツールといえば、心に残る出会いがあります。

幼年時代ポリオ（小児麻痺）になって以来、電動車椅子生活を続ける男性を訪問する機会がありました。朗らかだし、仕事を引退するまでさまざまな活動をした経験があるけれど、夜は人工呼吸器が必要、日中は特別な呼吸法でしか話すことができません。

家庭医を前に、彼はクモの巣の六軸すべてにほぼ最高点を与えたので、私はびっくりしました。身の回りのことはすべてプロの介護者か家族、とくに妻に依存しているというのに、身体の状態、日常機能すら高いスコアだったのです。納得がいかない顔つきの私を見て、その人はさらりと説明してくれました。

「客観的に見れば、たしかに僕の生活はすべて誰かに依存していますよね。だけどみんな、依存しているという気持ちを僕に抱かせずに支援してくれるので、僕は十分に日常機能があると思っているし、毎日の生活に満足しています」

看護師としてこの男性に巡り合った妻も、「だって彼は素晴らしい人ですもの」と自然に応じました。

逆もありえます。病気になった後、身体的な回復は順調なのに、以前記入したクモの巣と比較して、健康面積が大きくなっていない。それを見た医師は、本人にとって一番の問題は身体的なものではない可能性に気づくかもしれません。クモの巣を使って話をたどっていくと、借金の問題が明らかになった。借金が重荷でうつ状態になっているのであれば、いくら抗うつ薬を処方しても健康になれない。そのような場合、医師はいったん退き、ソーシャルワーカーや借金返済の専門家に登場してもらうほうが、本人にとって有益ということになります。医師のところに来る多くの人が医療的でない問題を抱えているのは、よく知られたことです。

異なる対話

まわりの支援はあるにしても、「本人主導」がポジティヴヘルスの大前提。ですからポジティヴヘルスの研修の中核をなすのは、本人が真にやりたいこと（オランダ語にもなってしまった日本語で言うと「いきがい」）を発見するプロセスに寄り添う際の、「異なる対話」のやりかたを学ぶこと。「いきがい」というと、日本人には大げさに響くかもしれません。どんなに小さなことでもいいのです。その人自身が決めた次の目標、と考えればいいのです。

私はもっと身体を動かしたいなと思っていたので、まず駅ではエスカレーターでなく階段を利用することを決心しました。これが身についてからの次の目標は、毎日一回（つれあいの）犬を散歩に連れていくこと。これにはつれあいもいそいそとつきあいたがり、夫婦の会話増加、というボーナスまでつきました。この程度の小さな目標を積み重ねていくのがコツなのです。

だいたい人間、誰かに言われたことはなかなかしないけれど、自分でやりたいことならさっさとやる。ささやかながらもその達成体験が、自信を与えて次の目標へのバネになる。本人がやりたいことを一緒になって見つけるための「異なる対話」なのです。

「本人主導」を引き出すための「異なる対話」をもう少し説明します。

クモの巣を記入した人の、たとえば日常機能のスコアが低かったとしても、支援者はそれを高めることをケアの目標にしたり、スコアを高める意欲が本人に湧くように会話を導いたりしてはダメ！周囲の人たちは、本人が一定のターゲットに向かうよう誘導してはいけないのです。ましてや「その問題を克服するためには、こういった順番で進めば確実ですね」というような計画に振り回されることなど、ぜったい避けなくてはならない。

一〇〇％その人に注意を向けながらも、支援者は口出しせず（相槌っぽい言葉や仕草はＯＫ）、ひたすら聞くだけ。モチベーショナル・インタビューイング（動機づけ面接）のテクニックと似ていますが、まったく誘導しないことがポイント。これが相当難しい。

どんなに小さなことでも、本人が決めたことを本人が実行するという、ミニ成功の積み重ねが大切なのです。本人が決めたことは、客観的な立場からは間違った方向に見えるかもしれない。外から見て必要なことに本人が気づき、それを目標にするまで、相当遠回りするかもしれない。それでいいのです。プロが思いつけなかったやりかたでよい成果が出る場合もあるということを覚えておきましょう。

ある在宅ケア介護士が新しい患者の家に行ったら、家の中はとんでもなく散らかっていて不潔だった。何がなんでもこの有様をどうにかしなくては、というのが、その介護士がまず抱いた思いでした。けれどクモの巣を使いながらゆっくり話を聞いているうちに、様子がわかってきました。その患者は、以前教会に通っていたので信仰心が満たされていたのですが、引越してからは、近所の教会に足を踏み入れる勇気がなかったのです。それで毎日を宙ぶらりんの気持ちで過ごしていることが判明しました。

一度患者に同伴して教会に行くと、患者はホッとしたようで、話し相手になる教会仲間も見つかった。そうすると介護士がほのめかす前に、本人は家の整理と掃除に取り組むようになったとのこと。

「ちょっと遠回りだったけれど、私の気になっていたことは解決したのよ。本人にしてみれば、自分自身でやろうと思ってしたことだから、私が気にしていたなんて、気づかなかったでしょうね」と、その介護士は語りました。

研修医による外来患者に対するクモの巣使用についての調査結果が、二〇二一年末に英国医師会の電子版学術誌 BMJ Open に発表されました。そこには①患者の背景を知るのに役立つ、②通常とは異なる性質の患者・医師間のコミュニケーションが成立する、③患者志向の医療を意識するようになる、④とくに慢性疾患の患者との対話に有効、という結果が報告されています。

誰でも何でもポジティヴヘルスではない

ヒューバーが繰り返し注意するのは、「ポジティヴヘルスは、それを欲する人にしか効果はないのよ。ポジティヴヘルス的に取り組む意欲も能力もある人ならば、ある程度情報を提供すれば、その人自身の力だけで進んでいくでしょう。意欲はあっても能力が十分でない人ならば、一緒に過ごす時間をたっぷりもたなくてはならない。意欲も能力もない人には、従来型のアプローチで対応するしかないかもしれない。ポジティヴヘルスを実施する能力はあっても、受け入れる気持ちがまったくない人を説得しようとしても無駄。そういう人は、愛する人を失うとか事故に遭遇するというような、人生の危機が起きるまで放っておくしかないでしょう。ただ定期的に会うことは会って、つながりを保っておけば、危機に直面したとき行ける場所がわかって、いいかもしれませんね」ということ。

ヒューバーは、ポジティヴヘルスを職場なり組織に導入しようと考えている人たちに、次のことを注意しています。

・ポジティヴヘルスは、将来の健康の取り組みかたへの移行にすでに貢献しているけれど、まだ新しいコンセプト。新しい臨みかたには、必ず抵抗が伴うことを覚悟する。
・ポジティヴヘルスが、客観的なスコア法と勘違いされないようにする。
・クモの巣がモニタリング手段として利用されないようにする。
・ボトムアップが効果的。

ポジティヴヘルスの効果は測れるのか?

ポジティヴヘルスの調査のためにオランダに来たある日本人研究者がまず私に尋ねたこと。「ポジティヴヘルスには、何か定量的な裏づけがあるんですか? データとか数字の評価が欲しいのは何も日本人だけでなく、財布を握っているオランダ政府も保険会社も(なぜオランダでは保険会社が大きな顔をするかは次章で)、数字に支えられたデータが欲しくて欲しくてしかたがない。

ポジティヴヘルスのコンセプトに関しては、ヒューバー自身の体験と研究に加えて、医療者をはじめ、さまざまな実践者からの報告や研究の蓄積があります。日本でも長谷川フジ子によって調査されました。

ヒューバーの研究は世界的に権威ある学術誌に掲載され、iPHは今でも研究・調査を継続中。特定の対象者用に新たに開発するクモの巣も、十分な事前調査の予算を確保したうえで、外部調査員も動員して慎重に作成されてきました。二〇一九年には一流の研究者を迎えて、iPH直属の学術委員会もスタートしています。

また「パイオニアグループ」と称して、ポジティヴヘルス実践者の専門に応じたグループがあり、プラットフォーム上でのやりとりのほか、定期的に会議を開き、報告書、手引書、「ツールボックス」(教材など)を発表するかたちでiPHにインプットしています。

このようにポジティヴヘルスには、スタート時から今日に至るまで、大規模で徹底的な多くの調査が、幅広い実践の蓄積とともに伴なっているのが特徴です。けれどポジティヴヘルスの効果の測定となると、話は違います。ポジティヴヘルスがかかわるあらゆる場で共通して使える効果の評価法があれば理想的ですが、それがなかなか難しい。

というのも、ポジティヴヘルスは疾病とか病状の改善がターゲットではないからです。評価というなら、欲しいのは、ポジティヴヘルス的な健康の向上の評価なのです。「本人にとって」が、「ポジティヴヘルス的」という言葉の意味の一つ。そのような個人的な体験を、果たして共通の基準で測れるものなのだろうか？ ということになります。

たとえば糖尿病患者の治療効果を疾病中心に考えるのであれば、血糖値を測ればいい。けれどポジティヴヘルス的に考えるのであれば、患者は何を欲しているのか、何を達成したいのかを中心に「効果」を考えなくてはならないのです。

この患者にとっては、とにかく足の痛みさえ抑えられれば、自分がしたいことができるので満足なのかもしれない。そうであれば、血糖値そのものなど重要でない。足の痛みさえ管理できれば、「効果」があったことになる。けれどその定量的な表現となると、「?」になってしまうのです。

数値的な評価で最もわかりやすいのは、二〇一九年末に発表された、四家庭医診療所におけるポジティヴヘルス導入前と導入後の結果でしょう。「患者からみたケアの質」は一九％の向上、「医師とチームの働く喜び」は一一％の向上、「セカンダリケアへの紹介率」は二一％の低下、「薬剤処方率」は一一％の低下という内容でした。

初恋の人

オランダでも日本でも、ポジティヴヘルスに関心を寄せる人々・組織は、ある意味ではすでにポジティヴヘルスを実践しています。

なぜだかわからないながらも、医療者あるいは福祉従事者あるいは教育者として納得できるのでやっている。そのようにすると一見大変なようでも、精神的に疲れないし、向き合う人もいきいきした様子になる。そこにポジティヴヘルスと出会って、これまで何となくやっていたことの裏づけが得られた。だからさらに体系的に実践できるようになった。こういうケースが多いようです。

あるいは何らかのきっかけでポジティヴヘルス志向の医療なり福祉に移行して、「もともとこういうことをするために医療の道（あるいは福祉の世界）を選んだのだ」と、初心に帰るケースもあります。

ロマンティックに表現すると、顔かたちは想像できなかったけれど、ずっと心の中で待ち焦がれていた人に巡り合って、「この人こそ私が待ち続けていた人！」と一目惚れ、というところでしょうか。ワクワクと同時にドキドキ。

ＩＣＴも大いに活用しますが、根本はローテクで、対話と時間を大切にする。対話は口出しせず、全身全霊で聴くということ。「急がばまわれ」で、本人の意識が自然に熟すのをひたすら待つという姿勢です。

コンピュータにも携帯電話にも時計にも目を向けずに過ごす時間。このローテクなやりかたは、現代人、とくに医療提供者にとっては、けっこう大きなチャレンジのようです。患者に向かって「いかがですか」と口火を切った医師自身が、三〇秒もたたないうちに、何をすべきかを患者に伝授しているのが現実のようですから。

理学療法診療所からのポジティヴ人間紹介

以下はポジティヴヘルスに巡り合った、ある理学療法士のインタビュー記事（iPH Niews, 2018）の日本語訳です。初めてこの記事を読んだとき、内省的な人のような印象を受けたのですが、実際に会ったらとにかく元気な人でした。ポジティヴ精神がふつふつと身体から滲み出てくるような人で、思わず笑ってしまいました。

理学療法士フレデリック・ヤスパース・ファイエーは、あるシンポジウムでマフトルド・ヒューバーが話すのを聴き、心を打たれ、それ以来、自分たちの診療所デ・ハーレでやっていることの意味を知ることができるようになったそうです。以下はファイエーの言葉。

もう二一年間理学療法士をやっています。この職についたばかりの頃は、おもに患者さんが病状を語るのに耳を傾けていました。けれど時とともに経験を積み、自分のプロフェッションのエッセンスを強く感じるようになってきました。「プロフェッションのエッセンス」とは、「このためにこそ、自分はこの職についているのだ」に相当する部分です。

腕を怪我した人の裏側には、また仕事がちゃんとできるようになるのだろうか、愛する人たちを再び抱きしめることができるのだろうか、子どもに食事をとらせてあげることができるのだろうかというような不安があるものです。

現在私たちの共同診療所には八〇名が勤めています。私たちの診療所をほかの診療所から差別化しているのは、いったい何だろうかと考えることがあります。なぜ人々はほかの診療所ではなく、ここに来るのだろう？　私たちが仕事をきちんとやるから、というのは当然のことです。けれどそれ以外の理由もある。

シンポジウムでマフトルド・ヒューバーに出会うまで、そこの部分をうまく言葉で捉えることができずにいました。彼女の話で、私たちの原動力が何であるか認識できるようになったのです。

彼女のコンセプトは、私たちの原動力を明確にしてくれ、診療所で活用するのに必要な言葉を与えてくれました。だからポジティヴヘルスは、「ああ、また新しいコンセプトが出てきた」という気持ちにさせません。私たちの専門職のエッセンスを、今まで以上に発揮できる手がかりができたと思っています。

ポジティヴヘルスをしっかり身につけるため、私たちは全員でｉＰＨのトレーニングを受けました。

本当に全員で、です。理学療法士だけでなく、秘書も受けたのです。

それ以後、以前に比べてよりよく、自分たちの社会的な役割を果たすことができるようになりました。

私たちはケアの大変革の夜明けにいます。これから高齢者はさらに自立して、自宅に住み続ける。子どもたちは学校で、もっと運動するようにならなくてはならない。

今、私たちが市民に対して正しい対応をしなければ、将来さらに多くの人々が慢性疾患の患者になってしまうでしょう。けれど正しい対応をするには、学校、地方自治体、そして私たち理学療法士など、すべての関係者が努力しなくてはなりません。それにあたってクモの巣は、関係者間の理解を深めるのに役立つと思います。

クモの巣を使うことによって、「本人主導」と「本人の責任」を、その人にわかってもらいやすくなります。そうでなければ、その人の強みを引き出すことができず、私たちはケアを与え続けることになってしまいます。

マフトルドが講演で強調したのは、人はそう簡単にすべきことをするものではないということでした。けれど、本人自身が真にやりたいと思っていることは別です。そこに価値があるのです。それが何であるかは、人それぞれ違う。理学療法士の私たちが、患者は何をすべきか決めるのではありません。けれど私たちは、各自がその人にとって大切なことを実現する支援ならできます。

この診療所では、あらゆる面でポジティヴヘルスが反映されています。ポジティヴヘルスは私たちのビジョンの一環です。スタッフの採用にもそのことは表れています。私たちの人を見る視線、投げかける質問、注意の向けかた、広い視野からものごとを捉えようとする態度すべてに、ポジティヴヘルスは生きています。もちろん腕の痛みを訴える患者に対応する理学療法士としても、ポジティヴヘルスを念頭に置いています。

最も大切なアドバイス？

自分自身でいなさい。

自分にはポジティヴヘルスは向いていないと思ったら、始めないほうがいい。ポジティヴヘルスでは、自分自身に対して正直であることが必須です。これは「コツ」とか「秘訣」のたぐいではない。そんなつもりでやったら、一目で患者に見破られてしまいますよ。

2章　オランダの医療制度と抵抗者たち

なくてはならない家庭医制度

私はオランダ市民。身内としてかえって批判的になりがちなのを重々承知しているので、最初に断わっておきます。ケアの質、アクセシビリティ、平等性という観点からの調査では、オランダの医療はヨーロッパの上位一番か二番という結果が毎年出ています。一方、国民総生産に対するケアのコストは最も高いわけではなく、二〇一八年度はOECD諸国内で一二番目。客観的に見れば、疑いなしにオランダの医療制度は優等生です。

オランダの医療制度の中核をなすのが、家庭医制度。オランダ居住者は病気であるかないかにかかわらず、必ず自宅から車で約一五分の範囲にいる家庭医に登録しなくてはなりません。フルタイムの家庭医一人あたりの登録住民数は、年齢構成や地域性（移民が多いかなど）にもよりますが、約二五〇〇人。パート大国のオランダのこと、パートで働いている家庭医もけっこういます。

オランダの医療はフリーアクセスではありません。家庭医の紹介がなければ、専門医・病院の診察を受けられないというシステムなので、緊急時を除いて、どのような病状でもまずは家庭医へ。九五％の病状は、家庭医診療所内で解決します。それなのに家庭医ケアは、保険法のカバーするコストの六％以下しかかかっていないうえ、家庭医が処方する薬剤も含めて自己負担まったくなく、医療費の最初の一定額は自分で支払わなくてはならないという自己免責額も関係ない。つまり「敷居が低い」医療ケアなのです。

登録住民のすべての医療・福祉記録や服薬歴を家庭医が管理するので、家庭医は登録住民のヘルスケアの全体図を把握できることになります。

家庭医ケアは二四時間、三六五日の連続性を保障。ただし診療所の開いている時間を外れると、一人の家庭医がカバーする地域よりずっと広範囲を対象とする「家庭医ポスト」が担当します。

家庭医になるには、六年間の教育で医師免許を取得し、その後三年間患者を全人的に診ることを学ぶ家庭医療を勉強します。それからも年四〇時間の生涯研修は必須です。任意で緩和ケアとか認知症ケアなどの追加研修を受けて、その分野で家庭医プラスのような資格を得ることもできます。

「我々には、個人と家族のための継続的、統合的で、本人志向のヘルスケアが託されている」という家庭医としての理念は、一九五九年にバウドスホーテンで宣言されました（後日「医学的に総合的で、本人志向のヘルスケアを協働で継続的に提供する」に改定）。

「小学校の高学年になるまで、お医者さんイコール家庭医だと思っていたよ。家庭医以外の医者がいるなんて知らなかった」とある友人が語ったほど、オランダ人にとって家庭医は身近なヘルスケアのリーダーです。

崩壊中、ピラミッド型医療制度

戦後から一九八〇年代まで、オランダのヘルスケアはゼロライン、プライマリケア（一次ケア）、セカンダリケア（二次ケア）、ターシャリーケア（三次ケア：大学病院）と、すっきりピラミッドで表すことができていました。

自己ケア、インフォーマルケア、予防、福祉がゼロラインでピラミッドの底辺。その上の厚い層が家庭医を中心とするプライマリケアで、コミュニティ薬剤師、訪問看護師、理学療法士、助産師などの多職種協働の世界。その上がセカンダリケアで病院、専門医、病院薬剤師など。一番上の小さな部分は非常に専門化された、大学病院などのターシャリーケア。

一方、コストは逆ピラミッドです。一番規模の小さいターシャリーケアが最も高く、次はセカンダリケア。同じ処置でも病院でやるのと、家庭医診療所でやるのとではコストがぜんぜん違い、家庭医診療所であれば、病院の数分の一の額でできてしまいます。

となると当然、政府の医療費上昇の抑制策の一つはサブスティチューション（代替）。それまで病院でやっていた検査・治療を家庭医診療所で行う。専門医がやっていたことを家庭医がする。家庭医がしていたことの一部は、家庭医診療所内のプラクティスナースが担当。入院の代わりに在宅ケアへ。家庭医願わくば専門職がかかわらない自助、互助へと移行。それが政府の目論見で、その目的に向かって突進中です。

一〇年くらい前まで「健康センター」は、家庭医診療所、訪問看護事業所、薬局、理学療法診療所などのプライマリケアの提供者が、同じ屋根の下で事業を展開する場所でした。最近は慢性疾患と関係のある診療科が健康センター内に外来を設けたり、定期的に専門医が家庭医診療所内で診療したり、緩和ケア専門の病院看護師やナーシングホームに勤務する高齢医療専門医（旧称ナーシングホーム医、慢性老年病専門）が在宅ケアに登場したりするようになりました。

病院から家庭医診療所への移管で、家庭医診療所内で行う検査・診療はドーンと増えたのにもかかわらず、セカンダリケアのコストは下がりませんでした。それは病院内で使用する薬剤の中にものすごく高価なものが含まれているし、手術用に極めて高いロボットを購入したりもするため。いったん購入したなら、それを使用する機会を見つける。いずれにせよ出来高払いなのでケアを減らすインセンティブはないし、一定の取引額がなければ、病院は継続できないという事情があるからです。

病院ケアのコストが上昇したもう一つの理由は、人件費。金融ショック後、政府は赤字を削減するのに懸命で、ケア関係と教育、福祉の予算を相当削りました。ケアの世界を知っている人たちは口を揃えて、数年後には後悔するよ、と政府に訴えたのですが効果なし。多数のケア従事者が解雇され、その際多くは別の分野に移るか、しかたなく臨時雇いとなったのです。

経済状態がよくなり、案の定、ケア業界は大変な人材不足。政府は今度はやっきになってケア分野の学生を増やしていますが、資格を得るところまではいっても労働条件に嫌気がさして長続きしないケースが多発。ですから定年、あるいは別の理由で離職していく人たちの穴を十分に補えていません。

長年ケアに従事している人たちの多くも、施設・事業所で正規に働きたがらなくなりました。雇用主をもたない個人事業主として、病院やケア施設などと契約を結ぶのであれば、年金・失業手当などはないけれど時給はずっといいし、時間帯を選ぶこともできる。

ちなみにオランダ語で、雇用主をもたない個人事業主のことを「ゼットゼットペー」（ZZP）と呼びます。一般にZZPの時給は決してよくないのですが、人手不足が深刻なケアと教育分野では、抜群によいペイ。正規で働いてくれる人材が集まらない病院やヘルスケア事業所では、ZZPか派遣人材に頼らざるをえず、人手不足なのに人件費が暴騰しました。

政府は以前国の責任で行っていた、おもにケアの福祉に相当する部分を、社会支援法（WMO）に基づき、地方自治体に移管しました。家事援助の移管は二〇〇七年、青少年ケアや高齢者のデイサービスを含むその他は二〇一五年だったのですが、移管と同時に予算を二五％カットしてしまいました。政府が掲げたモットーは「ケアを身近に」だったのですが、身近にすることによって実現可能と想定されたコストカットが主要目的だったようです。移行期を設けずに実施したので、いまだに地方自治体でモタツキとバラツキが目立ちます。

というわけで、経費の逆ピラミッドは残っていても、以前のケア制度ピラミッドはボロボロ状態になりました。

にっくき新自由主義

おそらくオランダの現医療制度の最も大きな問題は、ネオリベラリズム（新自由主義）が流行った時代の産物であるということでしょう。制度の重要な部分である健康保険法の実施は二〇〇六年からですが、制定準備がなされたのは、市場志向で競争原理をもってすればすべての公共サービスはもっと効率的になり安くあがる、という思想がはびこっていた時期でした。

電話は例外かもしれませんが、郵便、鉄道、低所得者用の住宅など、民営化・自由化された公共サービスのすべてが、オランダでは失敗だと私は思います。ちっともコスト削減になっていないし、効率的でもない。公的な資産を受け継いだ民間組織ＣＥＯの（首相よりも高い）年収や、広告・宣伝費のぶん経費が増えたのですから、コスト効率が悪化してもおかしくないわけです。

民営化によって、組織のトップと一般従業員の賃金差が大きくなりました。また、響きのよい「労働のフレキシビリゼーション」政策で、さまざまな形態の不安定な雇用が、ありとあらゆる場所に出現。その一つはＺＺＰですが、ほかにもいろいろあります。労働の柔軟化は、ヘルスケア分野だけでなく社会全体に悪影響を与えていることが、コロナ禍で暴露されました。

市場主義となって、私たちはそれまでの「市民」「住民」から、「消費者」とか「クライアント」（つまり「客」）と呼ばれるようになったのですが、民営化後提供されるサービスは、決して消費者フレンドリーになっていません。料金上昇が継続している以外にも、デジタル格差が明らかになりました。サービスを提供する側は、効率を求めてデジタル化し電話対応も自動化したのですが、とくにインターネットを駆使できない高齢者にとっては、元公共サービスだった今の民間事業者に連絡するのは、至難の業になってしまったのです。

加えてもう一つの悪影響は、透明性の欠如。公共のお金が絡んでいるというのに、民間である健康保険会社に、業務内容のすべてを開示する義務はありません。一方、保険会社は医療提供者に請求額の透明性を徹底的に求め、それが医療提供者側にとって余分なコストとストレスの原因になっています。

福祉国家が民営化されると

戦後、福祉大国となったオランダでは、いくら民営化・自由化されても、一夜で政府が手を引くわけにはいきません。以前に比べると相当削られましたが、日本の介護保険に最も近い長期ケア法の保険者はまだ国です。問題児は、民間保険会社が保険者である健康保険です。

健康保険法の運用は、「管理下の競争」あるいは「規制下の競争」と呼ばれる不可思議な原理のもとにあります。公的機関によるヒアリングでは、それはまるで公共と民間の理想の結婚であるかのように語られますが、私はこれは今すぐ離婚すべき関係だと思っています。それはこういうことです。

政府が内容を決めるので、カバレッジの差はないのですが、オランダ居住者は、いずれかの保険会社の基礎保険に加入することが義務づけられています。現在、主要な健康保険会社は四社ですが、過去に吸収した会社のブランドもあるので、数十のブランドから選ぶことになります。

年齢・病歴そのほかの属性に関係なく、同じ保険ブランドの基礎保険料はどの加入者も同額で、一人につき年間一四〇〇ユーロ程度。保険会社は、加入申込者を拒否することはできません。

もし加入者の大半が、複数の慢性疾患を抱えた高齢者であったりすれば、このようなやりかたでは保険会社はつぶれてしまうと思いますよね？　その通りです。

そこで「リスク均等化基金」という、国庫と、所得に応じた保険料（と呼んでいますが、私にしてみれば税金）などで構成される基金から、保険会社は各加入者の属性に応じて調整額を受け取ります。事後調整もあります。ですから少なくとも基礎保険に関してなら、健康保険会社のリスクはほぼゼロ（こんな都合のいい民間企業なんて、いったいどこにある？）。

医療ケアを民営化したということは、保険会社も医療提供者も事業者と見なされるということで、競争法が登場しました。競争法では談合禁止。ですから原則的には病院間、医師間、保険会社間の協力はＮＧになったのです。

健康保険を民営化した政府の意図とは、民間会社が健康保険を扱うことによって、効果的に医療提供者と料金交渉ができコスト削減になること。

現実はどうかというと、大病院だけでなく、家庭医そのほかの医療従事者も個人事業主と見なされるので、各保険会社と個別に料金交渉をする羽目になりました。病院では、保険会社との料金交渉に特化するチームを設置。交渉次第ですから、同じ保険会社の同じ保険ブランドの同じ治療に対して受け取る額は、医療従事者・病院間でバラツキがある。けれど合意した料金体系を仲間に教えることは、保険会社によって禁じられています。

個人として働く医療従事者や小規模事業所が、大保険会社を相手どって実質的な交渉ができるはずなどありません。ですから結局は、保険会社が送ってくる合意書にサインするだけということになります。

保険ブランドごとに異なるのは、料金体系だけではありません。償還手続き、品質管理、透明性などに関する要件も異なるし、いくら民営化されたといっても公的な財源がかかわるので、そちらの規定も守らなくてはならない。専門職団体も情報を求めてくる。医療者にとって事務の負担は劇的に増えたのです。

今のところ患者は原則として病院を選択できますが、将来的には保険会社が病院を指定するなど、保険会社の影響力が拡大されていくのは目に見えています。

抵抗の声明書

一五一七年にマルティン・ルターが、ローマ・カトリック教会のありかたを批判する「九五カ条の論題」をヴィッテルブルグ教会の扉に釘で打ちつけたのが宗教改革のきっかけになったというのは有名な話です。オランダの家庭医たちは、二〇一五年、それをイメージした行動を決行しました。

保険会社の影響を抑制し、家庭医としての自立性の復活を求め、それを大臣が認めなければ政策に協力しないと宣言した声明書を、「舵を切り替えよ」（Het Roer Moet Om：HRMO）という抗議グループが、保健・福祉・スポーツ省（以下「保健省」）のドアに掲げたのです。もっとも保健省のドアはガラス製だったので、釘を打ちつけるわけにいかなかった。テープで貼ることになって、ドラマ性はちょっと薄れましたが。

この声明書と、声明書が掲げるヘルスケア改善に向けてできたシンクタンクも、「舵を切り替えよ」と呼ばれるようになりました。

少し後で全文を掲載する声明書の「協力の合意」とは、医療費の上昇に対して抑制効果のあるサブスティチューションのことです。つまり以前病院で行っていたケアや検査を、ずっと安上がりになる家庭医診療所で実施することを指しています。要求を認めなければ、家庭医としてこれ以上のサブスティチューションは引き受けないと宣言したのです。そうなれば当時の保健大臣イーディス・スヒッパースの錦の御旗政策が台無しになってしまいます。

声明書は「私」と単数で書かれていて、個々の家庭医がサインしました。なぜ家庭医協会のような団体として、この要求を出さなかったのでしょうか。それは、競争法によって規制されている医師のこと、うっかり団体として行動を起こすと、談合と見なされてしまう恐れがあったからなのです。オランダ家庭医協会は以前、保険会社と家庭医の合同料金交渉を行おうとして、二〇一二年にとんでもなく高額の罰金を科せられた苦い経験があって、それ以降消極的になっていました。そこに生じた空白に、保険会社が乗じたという背景もあったのです。

以下がテレビ局のカメラが回る中で、麗々しく保健省のドアに貼られた声明書です。

［声明書　舵を切り替えよ］

以下に宛てて、二〇一五年三月一一日二三時五〇分にこの声明書は作成された。

保健・福祉・スポーツ大臣
保健・福祉・スポーツ常置委員会委員長
オランダ健康保険会社協会
四大保険会社ＣＺ、メンジス、ＵＶＩＴ、ジルバークラウス・アフメア取締役会

容易なアクセスと比較的安い値段にもかかわらず、家庭医ケアはその優秀な質で知られている。家庭医として私は、信頼、プロフェッショナリズム、そして「協働による一貫性」に基づく、持続可能なケアを提供している。目的は患者との対話に基づく適切なケアである。適切なケアとは、疾病そのものよりも、人間としての患者に重きを置くケアを指す。

このビジョンのもと、家庭医として私は、社会的および医療的な責任を担う。私はケアにおける重要な改善や医療コストの低減に協力し、セカンダリケアから受け継いだ任務を遂行できるように、診療所の業務を調整した。しかし今私は、このようなポジティヴな進展が、無駄になってきていることを目撃している。プライマリケアに関する医療制度は、深刻なかたちで迷走している。「製品志向」は、これまで大いに成功を収めてきた家庭医モデルを台無しにしてしまった。医師仲間とは協働でなく、マーケットの商人のように、競争しなくてはならなくなった。私の患者は、市場における消費者

になりはてた。私の医師としての専門知識に対する信頼は、保険会社によって、最も低い価格を購買マネージャーに提示することにとって代わった。競争しなくてはならないということで、協働の代わりに、細切れのケアになってしまった。保険会社によって、商人という拘束衣を着せられてしまうことを私は拒否する。保険会社が病気に悩む患者を、おもにコストの対象と見なすことを、私は受け入れない。

近い将来、政治と保険会社が、現在の身動きのとれない状態から抜け出ることを私は願う。そうすることで初めて、真にケアを改善する計画を共に立てることができるであろう。それは地区・地域レベルを中心とする、健康志向の数年単位の計画である。

私は政治と保険会社が勇気を示して、現実をしっかり見据えるよう挑戦する。現在のプライマリケアにおける市場志向モデルは、失敗であると認めること。家庭医ケアにおける競争法適用はナンセンスで、協働と建設的な取り決めの障壁になっていると認めること。「協働による一貫性」のみが、家庭医ケアの質と継続性のための道であると認めること。

家庭医として、私は政治と保険会社に対して、次の三点を要求する。

①競争法から家庭医を除外し、「協働による一貫性」を、プライマリケアを貫く原則として復活させること。

②全国レベル・地域レベルにおいて、協働と交渉が平等な立場から行われること。つまり、見かけだけの保険会社との交渉はやめる。

③専門職グループに属する家庭医の専門知識に信頼を示すこと。つまり、無限に続く意味のないデ

ータの収集をやめる。

政治と保険会社が私の要求を認めないのであれば、協力の合意と、家庭医としての意欲に大きな影響が出てくるであろう。そうなれば私は今後最適な家庭医ケアを提供できなくなる。そしてセカンダリケアからのさらなる任務の移転は、私の診療所で受け入れられなくなる。

スヒッパース（注：大臣名、船長という意味もある）、舵を握っている人々よ、舵を切り替えなくてはならない。今すぐにだ。

「舵を切り替えよ」運動ストーリー

一〇月一日までに大臣からの回答を求めた声明書に、あっという間に八〇〇〇人の家庭医がサインしたので、大臣も保険会社もびっくり。オランダの家庭医の三分の二が、数週間のうちにインターネット上で署名しました。

この運動のきっかけは、前年の秋に保険会社が送ってきた、二〇一五年度の料金体系案でした。そこで保険会社は、一定の疾病の場合、どの（廉価な）薬が推奨されるかということや、家庭医の処方行動に応じてボーナスなりペナルティが出るという医療行為に関係することまで突きつけたのでした。これにしたがえば、患者に最も適切な薬を処方した家庭医は「敗者」と分類されてしまう可能性が出てくることになる。

これを見て、ハーレム市の家庭医ジャック・デ・ミリアノの全身に、大いなる怒りがこみ上げました。数十年前、オランダの国境なき医師団の創立者だった彼は、昔の仲間に声をかけました。バート・マイマンもそのうちの一人。そして昔のように仲間たちは、キッチンでピザなどを食べながら作戦を練ったのです。

まず決めたのは、二〇一五年度の保険会社の契約書に署名しないということ。すでにサインした者は撤回するように、家庭医仲間に伝える。

大規模な契約拒否に直面して、保険会社は、初めて家庭医の意向を反映した契約書に改定せざるを得ませんでした。

二〇一五年度の契約問題は一応解決したといっても、保険会社との関係や、家庭医が競争法のもとにあることは慢性的な問題。けれどこの小さな成功によって、それまで保険会社が送ってくる契約書にはサインするしかないと思っていた全国の家庭医に新しい視野が開けたのも事実でした。

とくに事務作業の山と、保険会社がさまざまな商業的な意向を診療所に押しつけてくることにうんざりして、もう家庭医をやめようと思っていた者たちにとっては、素晴らしい刺激になりました。それとともに、今日の医療制度、家庭医と保険会社との関係は、ある時点で医師の職業団体が合意したことも事実なので自分たちにも責任があるのだ、と反省もしました。

約一五人のグループで、デ・ミリアノたちは今後の方針について討議しました。若い頃の国境なき医師団の経験が大いに役立ったのはもちろんのこと。これはお金の問題ではないということをはっきりさせるために、料金体系とか薬価には触れないことにして、最終的には声明書の三要求となったのです。

保健省のドアに貼り出してメディアの注目を浴び、大多数の家庭医が支持を示すと、以前は保険会社の決定権をもたない下っ端としか話すことができなかったというのに、マイマン医師の診療所に、時には保険会社のトップが足を運ぶという変わりかたでした。

そしてうだるように暑い夏の日、アムステルダムで公開討議会が開催されました。壇上には「舵を切り替えよ」のメンバー、スヒッパース大臣、保険会社のトップ、そしてオランダで競争法を司る消費者・市場機構の監査役。

保険会社は、事務作業が多すぎることを認めました。消費者・市場機構は、料金のこと以外なら、家庭医同士の協働を検討するつもりはあると告げてから、「よくわからないことがあったら、とにかく事前に相談してください」と愛想よく言うと、会場ぎっしりの家庭医からブーイング。今までいくら問い合わせても、はっきりとした回答が得られなかったり、競争法に触れたといわれて研修の受講を義務づけられた者もあったからです。

一番の論争は、家庭医を競争法の適用外にするかどうかという点。スヒッパース大臣は、「競争法から外せば、すべての問題が解決するというわけではないでしょう」と、会場で回答するのを回避。関係者たちの話し合いは、一般公開でない場で続けられることになりました。

一〇月一日までに合意した内容は、保険会社は要求する事務作業を減らすこと、家庭医が処方（薬）の決定権をもつこと、保険会社と家庭医の間で紛争があった場合、新たに設立する中立の組織が仲裁すること、家庭医には競争法が適用され続けるが、患者・被保険者のデメリットにならず、コストに悪影響がない限り家庭医間の協働は黙認されること（合法ではないけれど正式に見逃すというのは、オランダのお家芸。安楽死も、安楽死法が制定されるまで、三〇年間現実が黙認されてきました）。決して家庭医たちの圧倒的な勝利とはいえなかったのですが、「舵を切り替えよ」と呼びかけたことによって、たしかに何かが変わったという感触が、家庭医たちにはありました。オランダ家庭医協会も、新会長のもと、競争法の代替について検討を始めることにしました。

看護師たちの要求

保険会社が大きな顔をするようになった医療制度に対して、家庭医たちが抵抗の烽火《のろし》をあげ、声明書を保健省のドアに貼り出したのは二〇一五年のことでした。その後「舵を切り替えよ」運動として活動を続け、コロナ禍の最初の夏二〇二〇年六月に、「今すぐ舵を切り替えよ」と議会に訴えました。その際、看護師と介護士のペイを上げることも要求に含まれていました。

パンデミックとともにオランダ社会で最も大きな話題となったのは、集中治療室（オランダではICと呼びます）のキャパシティの問題。まるで野球のスコアのように、その日のICベッドの占拠数、国内に残っているICベッド数が発表され、数回にわたって「いよいよブラックリストか」と、国民をハラハラさせました。ブラックリストとは、ICベッド数が足りなくなった場合、どの条件の患者を優先するか指定したリストのことです。騒がれるたびに再認識されたことは、問題はICベッド数ではなく、ICで働く看護師の不足だということ。

看護師不足はICだけでなく、救急医療、ナーシングホーム、在宅ケアなどすべてのタイプの看護師にもいえたのですが、パンデミック下の過酷な労働環境で、自身がコロナを患ったり、燃え尽き症候群となったり、PTSDに陥ったりで離職が増え、さらに悪化しました。働き続ける看護師にとっては、労働環境のいっそうの悪化という悪循環。パンデミック前の二〇一九年末の段階で、すでに四万人の医療者不足で、その約半数は看護師でした。いくら看護師育成に努めても、労働環境に嫌気がさして新しい看護師の四三%は二年以内にやめるので、とうてい追いつきません。二〇二二年には医療者不足は八万人におよぶと、保健省は見通しています。

コロナがはびこるようになってからは、一度の勤務で三人も看取ることもあるというように、看護師の中でも精神的・肉体的に最もプレッシャーを感じるIC看護師の病欠率は一〇%近くになりました。そのうち「医療麻痺」という表現が流行語となり、オランダ社会にすっかり定着してしまいました。

パンデミックの初めの段階では医療者は英雄視されたのですが、時の経過とともに、市民はロックダウンに対する不満をぶちまけるほうにエネルギーを注ぐようになっていきました。終息が訪れそうになるたびに遠のくコロナ禍もほぼ二年たつ二〇二一年一一月、七大学病院のICで働く看護師たちは、「ナース・マインデッド」の名称のもと協同組合というかたちで結束し、活動開始。オランダ大学病院連盟（NFU）と保健省に提出されたのは、「公正な評価」「看護師がかかわる病院方針への影響力」「具体的な問題解決」の三点から構成される声明書でした。IC看護師が立ち上げた団体とはいえ、要求内容は病院で働く看護師一般にも適用されることを意図しています。

「公正な評価」では、教育レベルと臨床上の責任に応じたペイとともに、求められている機能を十分果たせるように、給与以外の労働条件の改善も求めています。

看護師資格を得るためには、四年間の大学レベル教育を終えなくてはなりません。ＩＣ看護師はさらに、一年半の集中医療の専門教育を修了しなくてはならない。大学病院で勤務するということは、患者のケアに加え教育と研究にもかかわることになるのですが、そのように大きな責任は、職務規定にも給与にも反映されていないとナース・マインデッドは強調します。

看護師は大学病院内で最も大きな職業グループであり、毎日患者の福祉のために大きな責任を果たしている。「看護師がかかわる病院方針への影響力」では、健全な労働バランスを得るために、自分たち自身の労働環境に関して上級管理職に対して見解を示し、予算も含めて影響力をもつことが要求されています。具体的には、看護師の新規採用にもかかわる「看護師方針評議会」の設立を指します。

看護師は常に「補助者」と見なされていて、自立性が尊重されないし、教育・研究などを通じた向上の機会が少ない。また昔から看護師は利他的に働くものと見なされている。実際問題として、現場でケアを与えないことなどできず、そのまま働き続けるので、看護師の労働環境は改善されない。業務プロセスと労働の喜びに悪い影響をもたらすトップダウンの決定ではなく、看護師のもつ経験と知識を活かして、共に解決策を見出すようにすること。モットーは、「私たち抜きで、私たちについて決めるな」。

いくつかの具体的な問題はすぐに改善できるというのが、ナース・マインデッドのスタンスです。看護師たちは、新人材の獲得に役立ち、自分たちの使命を担いやすくし、持続性を担保するための提案を掲げました。その提案はシンプルといえばシンプルなもの。深夜勤務・不規則・超過勤務が前提、しかも深刻な人材不足の看護師なのに、「エッ、こんなこともまだだったの?」と一般市民はむしろ驚いてしまうくらいでした。

まずは、なんと駐車場のこと。病院の近くに、無料で駐車できるようにする。次は食事。病院内で常時健康的な食事をとれるようにする。そして託児所の完備。それから肉体的なストレスに対応してくれる理学療法士と、精神的な支援を提供するスピリチュアルサポーターを配置する。事務作業を減らすことで、患者のケアにもっと時間をかけられるようにするというのも要求の一部でした。

ケアの世界は複雑。患者と医療者以外にも、施設、保険会社、職業団体、教育機関、品質管理当局などの利害関係者がかかわり、規則・規定が多すぎて、動きがとれなくなってしまっている。とくに二〇〇六年の健康保険法導入後は、ベッド数を限定して効率化を図ることに追われていた。コロナ禍で保健省もある程度リードをとるようになったけれど、保健省の原則は「現場にお任せする」の自由主義。

そのような医療制度や「医療麻痺」状態を、看護師たちは一気に大転換させようというのではありません。ケアのニーズは常に変わる。小さなことでも、できるところからやろう。さまざまな側面を考慮し、試しながら進もうという、8章で取り上げるリビングラボ的、ポジティヴヘルス的な態度です。

この数年コロナに振り回されて、看護師団体としても、個人としても振り返りの時間がとれなかった。私たちはロボットではない。テクノロジーも大切だけれど、看護師を全人的に見ることも大切。ナース・マインデッドのこの考えかたも、ポジティヴヘルス的といえます。

保健省のチーフナーシングオフィサーのエベリン・フィネマは、ナース・マインデッドの要求の実現にはお金がかかるけれど、それによって離職率を低減でき、新人材が獲得しやすくなるのであれば、人材養成、採用プロセス、病欠などにかかる経費が減るので、経済的にもメリットがあるという見解です。

下院も看護師の離職による人材不足の問題が深刻なことは十分承知していて、ナース・マインデッドの副次的な労働条件は認めるべき要求だという見解です。すでに三〇年間、同じような苦情・提言が出ているのですが、今回こそ報告書と話し合いだけに終わらないことを、誰もが願っています。

3章　成功は失敗のもと
——新たな医療のパイオニアたち

アッフェルデン・モデルの運命

医療と福祉の棲み分け問題

愛らしいバラの花のアーチをくぐると、これまた愛らしくこぢんまりとした診療所。診療所の一角にあるドアを開くと、もうそこはユング家のリビングルーム。

今でこそパートで家庭医を一人雇っていますが、ハンス・ペーター・ユング医師の家庭医診療所は、妻の援助を得て自宅で切り盛りする、昔ながらのソロ診療所。

ユング医師の診療所の所在地、リンブルフ州のアッフェルデン村の規模ときたら、二〇一九年に村のパン屋が創立一〇〇年を祝った時、村民全員を朝食パーティに招待したということでわかっていただけるでしょう。ファン・デン・ベルフ・ベーカリー店が面している村のミニ目抜き通りを通行止めにして、通りいっぱいテーブルと椅子を並べたようです。実際には何人来たのか知りませんが、とにかく一応、二〇〇〇人の村民全員を招待したのです。

全国の家庭医に先駆け、二〇一五年からポジティヴヘルスの実践を始めたのが、このアッフェルデン村のハンス・ペーター・ユング医師なのです。

忙しすぎるので一人家庭医を雇ったら、登録住民数は変わらないというのに、診療回数が増えて、さらに忙しくなってしまった。そこにユング医師には、一四歳の娘を失うという個人的な悲劇もあって燃え尽き症候群寸前になり、家庭医をやめるつもりでした。

そのタイミングで、ポジティヴヘルスと出会ったユング先生。ポジティヴヘルスに基づく診療にするか、それとも家庭医をやめてしまうかの選択で、ポジティヴヘルス志向診療に移行するのに成功しました。ポジティヴヘルスを掲げて、今では多方面で活躍しています。

ユング医師がしなかったのは、今までのやりかたにプラスアルファで、ポジティヴヘルスの要素を加えるということ。もしそうしていたら、さらにやることが増えて、ストレスレベルが上がってしまったはず。彼は今までのやりかたを捨てて、完全にポジティヴヘルスに移行したのです。

オランダの政府や保険会社、大規模なケア事業所では、イノベーティブな試みを実施するための予算、「イノベーションポット」と呼ばれるお金の置き場があります。これは制度を変えるのではなく、一定の期間中、試験的に新しい取り組みかたを実施するための予算です。ユング医師はまず保険会社と交渉して、通常と異なる報酬制度と、医師の裁量に任せる診療を、試験期間中認めてもらうのに成功しました。

どのような取り決めだったのかといえば、出来高払いをやめ、登録住民一人につき一定の額を受け取る。フルタイム換算で〇・四人分、家庭医／補助者を増やし、家庭医一人当たりの登録住民数を二三三〇人から一八〇〇人に減らす。

ユング医師の診療所で働く全員がポジティヴヘルスの研修を受け、「異なる対話」法を身につけました。患者との対話に時間をかけ、医療的でない、社会福祉的な解決策も積極的に採用し始めました。その一つが、孤独感を緩和し、六次元の一つの「社会とのつながり」を具現化する、高齢者向けのコミュニティハウスを診療所のすぐ近くに設立したことです。運営は、一〇〇％村のボランティアが担当しています。

このようなやりかたで、高くつく専門医への紹介数が二五％減り、投薬量や血液検査数も減り、相当なヘルスケアコストの削減になったうえ、患者と医療者の満足度が向上しました。この結果は複数の論文で発表され、学術誌にも掲載されてから、いくつかの周辺の家庭医診療所で導入されました。すると、1章「ポジティヴヘルスの効果は測れるのか？」で紹介したように、同じような結果が出たのです。

アッフェルデン村のこの小さな診療所で果敢な試みが行われ大成功した。アッフェルデン・モデルと称されて、ブラウンス保健大臣が、省庁のあるハーグから三時間近くかけてやってきて、私もお昼をごちそうになったリビングダイニングでユング医師と対談し、これこそオランダのヘルスケアの将来像と、褒めちぎったものでした。全国予防デーでも、保健省の幹部がアッフェルデン・モデルを宣伝し、ユング医師と合意を結んだ保険会社ＶＧＺも、相当な節約になる優秀モデルと絶賛。アッフェルデン村から最も近い病院、マース病院のトップは、病院外でもできるケアを病院内でする必要などない、という見解を示しました。

とにかく誰もが「これこそまさに（アッフェルデン村が所在する）ノーデリケ・マース・バライ地域のケア改革のパイオニア」と口を揃えて褒め称えたのです。

予防と社会的な側面を取り入れた、ポジティヴヘルス志向のアッフェルデン・モデルを持続可能にするため、ユング医師は、このモデルによって削減される医療費の一部を「村基金」に回してもらい、村全体の健康を促進させるためにどのように使うかを村民自身が決める資金にすることを保険会社に提案しました。とにかく彼の診療所では、試験期間中三三万ユーロ近くの医療費を削減できたのです。リンブルフ州政府は、このアイデアに形を与える、フィージビリティスタディ（新規プロジェクトの実現可能性を事前に調査・検討すること）のための補助金を提供することにしました。

ところがです。同じ地域のマース病院がSOSを発信。

ユング医師のアプローチが、アッフェルデンでもほかの周辺の家庭医診療所でもあまりに成功したので、マース病院への紹介が劇的に減った。地域の家庭医診療所からの紹介が一〇％増えない限り、病院として存続していくことができないというのがその内容でした。

実際には紹介率が下がったことだけが、このオランダでは小規模な総合病院が財政危機に陥った理由ではありません。次に紹介するベルンホーヴェン病院もそうであるように、新しい建物の金融コストが大きな負担になっていたし、地域総合病院という形態自体が時代遅れになってきたこともあったのです。

一方、保険会社VGZにとってみれば、地域病院の存在はけっこう重要でした。というのも、同じ治療でもいわゆるトップ病院より安上がりだし、大病院と料金体系の合意を結ぶにあたって、地域病院の存在は、保険会社の交渉力を強化する効果があるのです。

二〇一八年一〇月に、オランダの病院二ヵ所が突然破綻し、関係者に多大な迷惑をかけたことは、大きな政治問題になりました。その経験が生々しいうちにマース病院を破綻させるのは、保健省としても都合が悪い。それにVGZのトップは元保健大臣だったので、政府との話し合いもきっとスムーズにいったのでしょう。結局、保健省、VGZ、およびラボ銀行が共同で合計三〇〇〇万ユーロを都合し、マース病院を救出しました。VGZときたら、すでに合意していたマース病院の料金体系を引き上げるという心遣い。

けれど毎年このようなことをするわけにいかないのは、当然のことです。救急ケアを提供できる病院数が減って、市民にとって不便になったといわれているから、そうやたら病院を破綻させるわけにいかない。そうかといって、この病院は救ったのに、なぜあっちの病院は救わなかったのかという声はすぐ上がりました。マース病院にはぜひとも自力で運営してもらわなければならなかったのです。

それまでコスト削減を喜んでいたVGZは、アッフェルデン・モデルを導入した家庭医診療所に対して、病院への紹介率を一〇%増やせ、と号令をかけました。「長期の観点から見れば病院への紹介率が下がるのはよいが、短期的に見るとロジカルでない」というのがその理由でした。

「規制下の競争」原理のもと、民間であっても保険会社は、公的な資金がたっぷり入っているリスク均等化基金に守られている。医療費抑制を実現する期待があるからこそ、保険会社というプレーヤーがヘルスケアセクターで重大な役割を担うことになったのですが、医療者の出来高が増えても、保険会社は直接の損にはならない。それどころか原則的に、取引高が増えれば、保険会社の利益も上がる。それが「規制下の競争」のビジネスモデルなのです。

「村基金」で社会的な側面を充実させれば、さらに医療費は下がるといっても、イノベーションポットを使う試験的な取り組みでなく体系的にやるとなれば、そう簡単にはいかない。「村基金」の提案に関してユング医師が保険会社から得た回答は、「保険会社は健康保険法のもとにあり、健康保険法は医療費をカバーするものであるから、社会ケアに資源を向けることはできない」。しかも将来VGZの支援は期待できない、つまり成功を収めた試験的な取り決めは更新しないという通告でした。

もう一つ、ユング医師を失望させたこと。村民主導の「村基金」のフィージビリティスタディのためにリンブルフ州は補助金を約束し、その額はアッフェルデン村が属する地方自治体ベルヘンに振り込まれました。社会支援法の導入により、メンタルヘルスも含む青少年ケアは地方自治体の責任になったのですが、全国の地方自治体では、この分野の予算もケアの提供もまったく追いつけない状態で、ベルヘンも例外ではありませんでした。そこで青少年ケアのほうにあてるため、ベルヘンの「社会的」予算は一〇〇万ユーロの削減になり、高齢者の孤独問題などを扱う予定だった「村基金」は外されてしまったのです。比較的少ない予算で、しかも中短期で医療費の節約になる社会・福祉活動に向けるお金はないけれど、高くつく医療費ならOKということなのです。

一方政府の政策は、病気予防とライフスタイルと社会的な環境を整えることによって、健康寿命を長くするというもの。ケアはできる限り身近で、「適切なケアを、適切な場で」。けれどそのための財政が整っていないので、ある関係者のメリットは、他者のデメリットになってしまう。現場では毎回短期的な対応策でその場を切り抜けるだけなので、真の目的が達せられない。オランダのケア制度は根本的な改革に迫られていると思うのは、私だけでないのはたしかでした。

ユング医師の四提案

ユング医師は、「地域」単位で計画を立てることを勧める四提案を出しました。公共領域、社会ケア、キュラティブケアの間で競争するのではなく、バランスをとることを説き、コスト削減は共通のメリットとなるようにする。ちなみにリンブルフ州には一一の「地域」（レヒオ）があり、地方自治体（ヘメンテ、市町村）の数は三一です。

①保険会社による救出を必要とする病院が出た場合、保険会社は救出戦略を決めるにあたり、市民と家庭医と近隣のほかの病院を巻き込む。地域としてどのような機能を必要としているか把握したうえで、合同で方法を決める。削る必要のあるところは、果敢に削る。成長する必要のあるところは、果敢に成長させる。地域単位の予防活動およびケアの移管と代替を主眼とする政策「適切なケアを、適切な場で」の枠組みでこれを実施する。

②政策策定者とオランダ・ケア機構（NZA）の支援を得たうえで、保険会社、病院、プライマリケア、地方自治体、そして市民はともに、地域単位の公共領域、社会領域、キュラティブケアの財源の体系的な解決策について考える。合意は五年単位とし、常に市民の利益を念頭に置きながら決める。地域として得た収益は、「シェアードセービング」の原則で分配する。

③保健省は、この改革プロセスを独立した組織にモニターさせる。ノーデリケ・マース・バライ地域を、住民志向、疾病ではなく健康中心に、統合的に取り組むリビングラボとする。

④保険会社は、とりあえず病院の売上高を伸ばしてから、意味のあるケアについて考えるのではなく、まず意味のあるケアを伸ばすことを考える。シェアードセービング制度を導入する。アッフェルデンを「予防のためのビジネスモデル」として位置づける。

成功が罰せられるというこのメロドラマっぽい経緯を、ユング医師が二〇一九年末に医師向けの刊行物に発表するなり、大きな反響がありました。リンブルフ州議会のキリスト教民主同盟（CDA）は、五年かけて州全体にこのモデルを導入すべきとさえ言い出す。アッフェルデン・モデルならば家庭医のストレスが減り、家庭医不足の解決策にもなりうるというのが、この政党の見解なのです。「教育、Eヘルス、医療機器購入のため」という名目であっても、政府がマース病院を救出し、それを議会が受け入れたことには、大きな意味があります。なぜかといえば、今日のオランダのヘルスケア制度は民営化されていて、いくら公共の財源がかかわるといっても、政府の役割は「厳しいコーチ」だけであるべきはず。それが積極的に特定の病院を救うとなれば、制度と矛盾することになります。

政府の位置づけはいったいどうなっているの？　ヘルスケアは再び政府の責任になったの？　EUの競争法に引っかからないの？　私の頭の中は疑問だらけ。

二〇二〇年九月二日、ユング医師から私に、よいニュースとあまりよくないニュースの混じったメールが届きました。リンブルフ州政府は、州内でアッフェルデン・モデルを普及させるために、五〇万ユーロの予算を計上。VGZ以外の保険会社は、六家庭医診療所とアッフェルデン・モデルの契約を結んだ。けれど本家本元のユング医師の診療所の主要保険会社であるVGZは、二〇二〇年末に終了する現在の取り決めは更新しないと通知。

「だけど何とかして、今やっていることを続けていきますよ！」が、ポジティヴ精神に満ちたユング先生の、メールの結びの言葉でした。

彼の決意は固かったことが、二〇二二年四月に判明しました。

NZAは、オランダのヘルスケアが全国民にとってアクセス可能であることと、金銭的に持続可能であることを担保する機構で、ヘルスケア提供者や健康保険会社などを管理する立場にあります。ユング医師がNZAに働きかけた結果、VGZをはじめとする保険会社は、ユング医師との取り決めを停止することはできないとNZAは決定したのです。それだけでなく、アッフェルデン・モデルの経済効果を確認するための大規模調査を行うことも決定。ポジティヴ精神の勝ち！といえます。

ベルンホーヴェン・モデルの行方

勇気ある病院

ポジティヴヘルスにインスピレーションを得て、「適切なケアを、適切な場で」を実現するアッフェルデン・モデルは、一人の家庭医の情熱的な取り組みで確立されました。その病院版といってよいのが、ベルンホーヴェン・モデルです。

ここでは「意味あるケア」がモットー。二つのモデルの共通点は、イノベーションに富む素晴らしい試み、めざましい成果。そして、ヘルスケアの将来はこの路線だと、上から下まで、横からも称えられたのに、継続は必ずしも保証されていないところです。

ここで少し、オランダの専門医の位置づけを説明します。実際には家庭医はゼネラリストという専門をもつ医師なのですが、オランダの医師は原則的に、専門医と家庭医に分けられています。家庭医はプライマリケアの一環で、専門医はセカンダリケア（総合病院、独立医療施設）かターシャリーケア（大学病院）に属することになります。

多くの場合家庭医は、家庭医診療所の経営者でもあります。保険会社から受け取る報酬は、登録住民一人当たりの登録費プラス出来高分。収入にこの人頭払いの部分もあるところが、収入源は出来高払いだけの専門医の報酬体系とは異なる点です。

ターシャリーケアの大学病院などで勤務する専門医は、勤務医として固定サラリー制。けれどほとんどの専門医は、セカンダリケアの病院に属しています。セカンダリケアの専門医は、病院に雇用されているのではなく、病院の軒を借りて事業を展開しているケースが主流。出来高払いなので、処置をすればするほど実入りがよくなるというビジネスモデルです。

さて、ベルンホーヴェン病院は、三二〇床、一四〇人の専門医と一五〇〇人のスタッフを抱える、オランダでは中規模の、いわゆる地域病院です。所在地は北ブラーバント州のウーデン。

二〇一四年、この病院は新しい方向に進むことを決めて、多くのイニシアティブに取り組み始めました。

そのうちの一つはリューマチ科。できる限り患者に主導権をもってもらうために、自己管理外来を設けて、どのように治療を選択するかなどの、患者の自己管理訓練をスタートさせました。十分な情報を提供するのがポイントで、各選択の影響をしっかり伝える。電子健康記録の使用も奨励しました。

また経験を積んだ専門医を救急ケアの現場に配置して、最適なケアを即時に与えられる体制にしたことによって、入院率を一五％下げることに成功。正しい診断を四〇時間以内に出すことによって、急性期入院の手術率は一四％にダウン。

眼科では、作業の七〇％が眼科医ではなく検眼士によって実施されるようになりました。眼科医の診察料は一回につき二五〇ユーロなのが、検眼士だと五〇ユーロ。待ち時間がずっと減り、眼科医数を六人から四人に減らすことができました。

人工股関節置き換え手術後の入院期間は六〇％低下。心臓関連、糖尿病などの慢性疾患に関しては、病院ケアから家庭医ケアに移管。

夢のような成果をもたらして三年後、患者数は三％増加したのにもかかわらず、ケア提供の取引高は一六％低下しました。

これはおもに患者の意思決定に関して、以前と異なるやりかたで臨んだことによって得られた結果だということです。たとえば透析科では、腎不全患者が自分にとってベストの治療法を選択できるように、オランダ腎臓病患者協会が制作した「腎臓インジケーター」というビデオを事前に家でゆっくり勉強して、病院での看護師との話し合いに備えてもらう。

また以前よりさらに強調したのは、患者をよく知るということ。ある患者は毎日犬を散歩させるのがいきがい、別の患者にとっては孫の成長ぶりを見ることがいきがい。そのような知識も治療法の決定にかかわってくるのです。

治療法を決定する際にはソーシャルワーカーも同席して、改めて患者と一緒に選択肢を検討する。そうすると以前と比べて、患者は軽度の治療法を選ぶ傾向がみられるそうです。病院の透析室で週四回、毎回三時間の透析を選ぶ患者は激減し、その分在宅で「お腹リンス」（腹膜洗浄法）を選ぶ患者が増え、薬剤と食事で可能な限りＱＯＬを保つ緩和ケアを選ぶ患者は九〇％増。これによって相当な医療費の節約になったのですが、もし逆に医療費が増えたとしてもやっていたとベルンホーヴェン病院の腎臓医は言います。

ベルンホーヴェン病院の目的は、ケアの改善であって、ケアコストの削減ではないというのは、重要なポイントだと思います。ここでは患者自身が軽度の治療を選び、それが自然に医療費の削減になったのです。

改善を可能にした取り決め

救急医療を求める患者には、必要性にかかわりなく、とりあえず入院してもらうほうが金銭的なメリットになるだけでなく、病院の組織上も簡単です。それでもケアの質向上のために、あえて入院以外の方法を患者とともに探求する。このアプローチは、診断と治療の各手順を細かく分けて料金を割り当てる単純なＤＢＣ（diagnose-behandel combinatie）ベースでは料金に対応しない要素が多いので、実現できません。それができるような取り決めに、保険会社との間で合意することからこの試みは始まったのです。

二〇一八年六月までベルンホーヴェン病院の医療ディレクターだった消化器専門医のビィンク・デ・ブーアは、病院改革創案者の一人で、健康保険会社との交渉にもかかわりました。彼は、地域で最も大きな保険会社CZと五年契約を結ぶことに成功しました。

保険会社との契約期間は通常一年ですが、五年間収入の保証があれば、「生産増加」志向から解放される。その見返りとして、同じ治療に対して請求する額を徐々に減らしていくことを、ベルンホーヴェン病院はCZに約束したのです。CZはそれに飛びつき、一年後にはもう一つの大保険会社VGZとも同等の契約を結ぶことができました。

次のステップは、専門医。二〇一三年の時点では、全員が自営業者として病院で「開店」していたので、売り上げが増えれば増えるほど実入りがよくなる。たまたま当時のスヒッパース保健大臣の政策が、専門医が自営から病院勤務になることを促進するというもので、これに応じる専門医には、のれん代として一〇万ユーロが提供されることになっていました。

さらに病院側は、病院勤務に移行する専門医に対して、病院勤務専門医の団体協約を上回るサラリーをオファーしました。もともと病院が検討していた新しい方向に、原則的に賛同していた専門医たちは、数年のうちに全員が病院勤務となりました。これで医師側が出来高を追求するインセンティブなし。

いわゆるのれん代の分は、病院改革の融資に向ける投資ファンドとされました。長年討議されてきた「ケアセクターにおける利益配当法」が採択されると、ベルンホーヴェン病院はそれまでの財団から有限会社となり(二〇一七年)、投資ファンドは株の持ち分になりました。デ・ブーアの野心は、ベルンホーヴェン病院を「医師主導、医師所有の病院」にすることでした。

病院のジレンマ

デ・ブーアのもう一つの野心とは、すべての利益を銀行にもっていかれないようにすること。以前組んだローンのために、この病院は多額の利子を銀行に支払っていました。とりあえずスタッフが病院の債券を購入できるようにし、二〇一九年からは地域住民も病院債券を購入できるように体制を整えました。

以前は病院が建物を新築するにあたって、政府が保証人となっていたのですが、この制度は二〇〇八年に廃止。そうなると、病院の新築建物に関連するローンが、不良ローンになるリスクが一気に高くなったというわけで、銀行利子が暴騰しました。ベルンホーヴェン病院には、二つの老朽化した病院が合併した際に建てた建物のローンが、たっぷり残っていたのです。

そのような建物を新築したのは、この地域にはこのような総合病院が適切であるというのが、保健省の当時のガイダンスだったからです。ところが二〇一二年に完成した頃には、状況が一変していました。政府がローン保証人になる規定が廃止されただけでなく、単一疾病しか扱わないので、救急ケアの責任をもたない独立クリニックが台頭し、さらには在宅ケア優先政策によって、このような総合病院のニーズが減ってしまったのです。

しかも大学病院が比較的近くにあるし、大病院も三〇〜四〇㎞の範囲に四ヵ所もある。素晴らしい建物にはなったけれど、この病院が存続できるかどうかわからないという危機感は、ベルンホーヴェン病院のすべての専門医が抱くようになっていました。それもあって、病院勤務という形態に抵抗しなかったのでしょう。

ベルンホーヴェン病院は、VGZとCZに約束したことを達成しました。五年の契約期間が終了した後、VGZは、これは「意味あるケア」戦略に沿っていて、ビジネスモデルとしてやっていけるとして、同じ方向に進みたい一二の病院とも契約を結ぶことにしました。けれどCZは契約期間後についての具体的なストーリーは示していません。

この数年間、あまりにもベルンホーヴェン病院がもてはやされたことの反動でしょうか、ほかの病院から批判的な声も出ています。「救急ケアに専門医を配置するなんて、うちではとっくの昔からやっている」というようなコメントから、ベルンホーヴェン病院が発表した数値についての疑問（補助金はどのように計上したのか、何と比較しての数値なのか、偉ぶっている傾向は全国的なものだなど）もあります。ベルンホーヴェン病院とVGZの依頼で、二〇二〇年には中央計画局（CPB）、NZAおよびラドバウド大学病院が、ベルンホーヴェン病院を中心とする病院の新しいありかたの進展について、独立機関として調査することになりました。

何だかんだいっても、ベルンホーヴェン病院が、過剰医療の金銭的メリットがなくても病院は機能できると示したのは、将来のケアのありかたのよいインスピレーションだという見方が主流のようです。

二〇二二年のアップデート

ユニークな取り組みの試験段階を終えたところで、ベルンホーヴェン病院は、オランダで真っ先にコロナ禍に直面した病院となりました。イタリアのスキー旅行中コロナに感染した人たちが、この病院のある地域で開催されたカーニバルに参加して、そこから野火のようにコロナはオランダ中に広がっていったのです。まだパンデミックの輪郭すらつかめていない時期でした。収容しきれないほど患者が運び込まれ、次々に死者となって病院を出ていくという、ベルンホーヴェン病院を襲った状況は、テレビで見ていても息を呑むほどでした。

コロナにはDBCが付与されていないので、保険会社がどのようにコストを償還するか、それともしないかわからないまま、ベルンホーヴェン病院をはじめオランダ中の医療者はできる限りの対応をしました。軍隊まで動員して、オランダ、ドイツで利用可能な集中治療の場所を確認し、病人を運ぶという大作戦はここで始まったのです。

そのコロナ禍が一応管理できる状況となり、延期されていたコロナ以外の手術や治療に目が向くようになったところで、二〇二二年のベルンホーヴェン病院の財政状態が明らかになりました。二〇〇〇万ユーロの赤字。一二〇〇人の従業員を解雇しなくてはならない。

地方病院であるにもかかわらず、質を失わずにコストダウンを実現し、売上高を減らしたベルンホーヴェン病院。政府が求める「意味あるケア」病院版を実現したのにもかかわらず、いや、実現したからこそ、継続できないという現実。全国の模範というおとぎ話は崩壊してしまったのです。ベルンホーヴェン・モデルを採用したほかの病院にも、おそらく同じような運命が待っていることでしょう。

病院継続のためには比較的簡単な手術を数多くこなすのが最も効果的なのですが、それでは従来の生産型病院に戻ることになってしまいます。

どうすればベルンホーヴェン病院が実現した「成功」を、継続できるような医療制度に変えていくことができるか？　ということが関係者の間で話し合われるようになりました。オランダ医療界が直面している状況は、決して楽観視できるものではありません。今のパターンのままでいけば、現在国民総生産の一二・七％を占めているヘルスケアのコストは、二〇三〇年までに一六・四％になってしまうことになります。それ以上に深刻なのは、人材不足。二〇三〇年には一二万人近く不足するという見通しです。ですからベルンホーヴェン病院のことがなかったとしても、医療制度の見直しは避けて通れないのです。

病院で行う介入の半分は、患者にとってよい効果があるかどうか証明されていない。五〜一〇％は、むしろ行わないほうがベターであったという調査結果があります。それにもかかわらず、新薬や新しい技術を導入することで、病院は毎年売上を得ています。ベルンホーヴェン病院は患者と十分話し合うことによって、以前より処置数を減らし、処置内容も手術ではなく理学療法というように、目的はコスト削減でなくても、結果的には安上がりになる処置を選んでいました。それで売上高を減らしたのですが、そのような取り組みの重要な手段である患者との対話にかかる時間は、保険会社に請求できないのが現制度です。その結果、ベルンホーヴェン病院は保険会社から受け取る金額が少なすぎて、財政危機に陥ったわけです。

ＮＺＡは、現在の「生産量に応じたペイ」の制度を、できるだけ迅速に変えるべきという見解を発表しました。NZAのビジョンとは、地域単位でヘルスケアを組織し、どのタイプの医療者がどこで患者に対応するかは患者にとってベストのコンビネーションにするというもの。たとえば家庭医診療所や健康センターに専門医が行くことも考えられるとしています。

さまざまな関係者は、制度改革に関してさらに具体的なアイデアを出しています。

・患者との対話にかける時間に対しても、報酬があるべき。十分話し合うことによって介入にかかる経費が減るから、見返りは十分ある（ベルンホーヴェン病院では、患者一人につき二五分程度かけている。患者と家族が別々の意見の場合は、もっと時間をかけている）。

・医学部での教育で、患者との対話のやりかたを学ぶ。

・プロトコールの存在を再検討する。現在、介入は、プロトコール通りにしないと、報告に手間がかかり、後日説明責任が出てくる可能性がある。したがって必要がない場合にも、医療者はプロトコール通りに介入する傾向があるので、余分なコストがかかり、患者に無駄な負担をかけている。

・現在、病院内で行っている慢性疾患患者のケアの八〇%は、病院外でもできる。慢性疾患のケアは、将来的には、原則として病院外で行う。現在は毎年定期的に行われている、専門医による慢性疾患患者の診療は必要ない。

・慢性疾患患者には一定の予算額を割り当て、コーディネーターと患者との話し合いで、院内・院外のケア内容を定める。

- ナースや医師は現在より頻繁に、遠隔でのアドバイスや診療を行う。
- 「意味あるケア」とは、必要のない医療ケアはしないことも含む。真の問題は孤独など医療的なものでない場合は、医療以外のソリューションを検討することを視野に入れる。
- 救急医療は、処置ベースの報酬ではなく、消防車のようにアベイラビリティに対しての報酬にする。
- 救急車の機能は以前と比較して、大幅に拡大された。今後どのように救急車を病院代わりに活用できるか検討する。
- 健康保険の基礎カバレッジを定期的に再検討する。現在、いったん基礎カバレッジに入った薬剤は基礎カバレッジに残り続けるし、そこにある限り処方されてしまう。ある高価ながん治療薬は、低いQOLのもとで一ヵ月の延命効果しかないと判明しても、基礎カバレッジに入っていると処方され続けるが、これが「意味あるケア」か？　一定の薬剤に関しては処方の要件を定めるべき。
- 終末期の緩和ケアにおいて、効果がそれほど期待できない高価な薬剤は償還されるが、ライフストーリーを書くほうが患者のQOLの向上になると判明していても、それにかかる時間に対しての報酬はない。そのようなケアも償還の対象となるべき。
- なぜ保険会社は、「素晴らしい」ベルンホーヴェン病院を積極的に救出しようとしないのか？リスク均等化基金によって、病院ケアの売り上げは保険会社にとっても収入源となっている。「意味あるケア」政策の手助けをすることは、ほかの保険会社との競争に負ける可能性があるからである。「意味あるケア」実現のためには、保険会社に関するビジネスモデルも変えるべき。

このようにベルンホーヴェン病院が直面している問題は、医療制度改革と関連するさまざまな側面が表面化するきっかけとなりました。とくに今回NZAも積極的に見解を示したので、ベルンホーヴェン病院の苦難は、将来の医療制度に福音をもたらすことになるかもしれません。

フードバンクからコミュニティ・キッチンへ

オランダ・フードバンクが始まるまで

健康を全人的に捉えるポジティヴヘルスの世界では、社会的なつながりと心の状態に大きな影響を与えるというので、借金・貧困の問題を重視しています。身体の健康に大切な食べ物がそこに加わると、重要性はさらに増加。「暮らしの中で」という観点からも、お金と食べ物は避けて通ることができないテーマですが、そのコンビネーションを反映するのがフードバンクであり、コミュニティ・キッチンでしょう。

一九六七年にアメリカで始まったフードバンクは、アメリカではどんどん数が増えていっても、アメリカよりずっと福祉が充実しているはずのヨーロッパでは、長い間見かけませんでした。ヨーロッパ初上陸はフランス、一九八四年でした。公共サービスの民営化が図られ、貧富の差が広がり出した頃です。

それでもその時点では、オランダはまだ福祉大国として知られ、オランダ政府も自己満足的にそう信じていました。けれど一般市民の中には違う現実を知っている者もいて、クララとシャーク・シース夫妻も、貧困について身に沁みて学んでいました。

この夫婦はロッテルダムで衣類とアクセサリーの店を営んでいたのですが、一九八六年から経営状態が苦しくなり、借金が増加。たまたま夫婦の店はロッテルダム市の開発計画地区の一角にあったので、引っ越し代あるいは店の改装費、閉店するのであれば一時金が市からもらえることになりました。借金の三分の一を返せるというので、彼らが選んだのは一時金でした。

生活保護で暮らしながら、借金を返済し終えたのが一九九一年のこと。その間、差出人のない封筒に現金が入っていたり、クリスマスにはやはり匿名の贈り主が食料品を届けてくれたりして助けられました。

借金問題が解決したので、いざ夫婦で就職しようと思っても、必須となりつつあったICTにはついていけなかった。職業安定所のアドバイスは、「お年だし（当時夫婦とも五〇代）、ボランティアでもなさったらいかがですか」。

将来老齢年金だけで楽に暮らせるわけではなくても、借金がなくなって彼らはハッピー。今まで生活保護をいただいていたのだから、今度は社会にお返しする番と決心しました。そこで思いついたのが、パン屋や八百屋で売れ残った品を引き取って、それを必要な人たちに届けること。無料の食料品を必要とする三〇世帯を彼らが見つけるのに、まったく問題はありませんでした。

「貧しい人たちというのは、一般の人たちの目につかないんだ。貧困が存在しているのは、ドアの内側だからね。そして孤独と恥は一緒にやってくるんだ。週に四〇ユーロしか使えないシングルマザーは、世間から隔絶して暮らしている」

やがて、夫婦がしていることは、海外ではフードバンクと呼んでいる、と誰かが教えてくれたのです。クララとシャークはフードバンクについて学ぶためにベルギーに行って、心を奪われました。彼らは二〇〇二年にオランダ・フードバンク財団を設立して、ロッテルダム郊外にある、園芸栽培者の物置のようになっていた温室で、フードバンクがスタートを切りました。

するとジャーナリストが、ひっきりなしに出入りするようになりました。リッチな福祉大国のオランダでフードバンクというので、海外の新聞にも報道されました。

「金融危機の時、政府はあっちこっちのバンク（銀行）を税金で救出しなくてはならなかったけれど、唯一援助の必要がなかったバンクは、フードバンクだったんだよ」というのが、シャークが得意とするジョークになりました。

官僚化したフードバンク

オランダのフードバンク数は増え続け、二〇一九年には一七〇ヵ所になっていました。ほぼ半数の市町村にあることになります。「隠れた貧困」が白日のもとに晒されるようになって、「オランダには貧困などない」とは、どの政治家も言えなくなりました。中央統計局によると、人口一七〇〇万人のオランダで、一〇〇万人以上の居住者が貧困レベル。EU内では低いほうといっても、決して少ないとはいえません。

オランダ・フードバンク財団が設立されて、シャーク・シースは終身名誉会長になったのですが、クララとシャークはもうフードバンクとはかかわっていません。一応「定年」ということにしてあるのですが、フードバンクの組織が大きくなりすぎて、官僚的になってしまったのがカチンときたというのが本音のようです。

子どもなしの独身者であれば、月二三〇ユーロ以下しか食事と衣類にあてられない人たちだけが、フードバンクを利用できる。たとえ一ユーロでも収入が上回れば、拒否される。しかもフードバンクを利用できるのは三年間のみ。

受け取る資格について全部知ろうと思えば、序から始まり、計算方法、世帯タイプの内訳と収入上限リスト、認められる支出の項目、収入と見なされる給付金の種類など、A4用紙に九頁びっしり書かれた文書を読みこなさなくてはならない。

何よりシャークの頭にきたのは、申請者がコンピュータに情報を入力すると、コンピュータがその人に、フードバンクから食料品を受け取る資格があるかどうかの回答を出すということ。貧しい人たちとの直接のコミュニケーションがあまりにも少なくなってしまったことが、彼には受け入れられなかったのです。教会通いは定期的でないけれど、クリスチャンで隣人愛を重視する夫婦には、いかなる理由、いかなる状況であったとしても、食べ物を求めにきた人たちを拒否するなど考えられないことでした。

遊休資産利用

そこでこの夫婦が思いついたのは、ケアホームのキッチンを利用して、週数回、近所の人たちに無料で夕食を出すことでした。今度は食べ物の問題だけでなく、孤独の問題にも応じるつもりだったのです。何しろ彼らが得た情報では、ロッテルダム住民の四〇%が孤独と感じているのです。

オランダでいうケアホームとは、居住者は各自小さなアパートで暮らせるけれど、施設内のレストランで一緒に食事をするか、食事を自室に運んでもらえて、介護ケアも提供される施設のことです。二四時間看護は提供されないので、対象はある程度自立して暮らせる高齢者です。

政府の政策で対応できる限り在宅、どうしても在宅が無理なら一気に二四時間看護のナーシングホームへ、という建前になりました。そこで戦後ニョキニョキ建設されたケアホームは、閉鎖されたり、一般のアパートになったりしていて、数はめっきり減りました。

まだケアホームとして残っているところも、節約第一で、施設内で食事を作って一緒に食べることは少なくなり、外部で大量に作られた食事を配り、それぞれ電子レンジで温めて食べるというパターンが主流になってきました。つまりオランダ中、(元)ケアホームには、使われない大きなキッチンがあるということなのです。

二〇一七年にクララとシャークは、「ロッテルダムのスープキッチン」を始めました。政府は景気がいいと主張するけれど、明らかにまだ金融危機から立ち直れない人々がいると二人は知っていました。

スープキッチンを始めてみて、オランダの貧困層のタイプが変わってきていることを彼らは認識しました。ここを利用するのは、おもに難民あるいはオランダに不法入国した人たちだろうと想定していたら、七〇%が白人のオランダ人。しかも必ずしも低学歴で、生活保護に頼る人々ではなかったのです。ZZP(個人事業主)として働いているけれど、仕事が不安定なうえ、ペイがよくない人。住んでいた家を離婚のため売らなくてはならなかったけれど、家を売ってもローンが残った人。事業に失敗し、妻に去られた人。さまざまな社会保障があっても、制度の狭間で、にっちもさっちもいかなくなっている人はざらにいたのです。

「困窮している人たち」というと、政治家はシングルマザーしか思いつけないようだけれど、現実は相当異なる。「政治家は貧困のことなどわかっていない」というのが、二人の息の合った意見です。大臣をはじめとする政治家が何度かクララとシャークと対談したけれど、結局何も変わっていない。だいたい政治が絡むと、何でも官僚的になるというのが彼らの経験でした。

生活困窮者をイメージしていたとはいっても、「ロッテルダムのスープキッチン」は誰でも利用できるので、お金にはちっとも困っていないけれど孤独だという人たちも顔を見せています。

オープンする日に関してはコロナの影響を相当受けたのですが、原則的にプロのコックも含む約三〇人のボランティアに支えられて、週四回、毎回四〇〜五〇人に、クララとシャークは食事を出しています。方針は、食事代は払わなくていいけれど、払いたい人は好きなだけ払ってください、というもの。結局自主的に払う人たちの額で、払えない人たちの分はカバーされているそうです。

ケアホームの住民も来るし、近所の人が子どもを連れてくることもある。たまたま隣に座った人を、子どもの学校の劇に誘うこともあれば、ケアホームの住民が、子どもたちのためにキャンディを持参することもある。このスープキッチンでは、コミュニティが形成されるようになったのです。

「オランダ中の各世帯が、一人貧しい人を支援すれば、この国の貧困問題は相当解決できるのにね」というのがクララの気持ちです。

クララとシャークのスープキッチン（といっても立派な数コースの食事が出る）の様子は、テレビ・ドキュメンタリーで見ることができます（De Gaarkeuken「ロッテルダムのスープキッチン」https://www.vpro.nl/speel~WO_VPRO_8695498~clara-en-sjaak-sies-de-garkeuken~.html）。ケアホームのダイニングが会場ですが、窓からはロッテルダム港を出入りする船の動きが眺められるし、夏はテラスで食後のコーヒーを楽しめる、びっくりするほど高級感あるコミュニティレストランです。集まった人たちを前に、その日はクララが食前の挨拶をすると、夫婦もみなと一緒に食事を楽しんでいました。

フードバンクの成功の落とし穴を体験しながらも、七〇歳になって新しいプロジェクトに「とにかくやってみよう」と取り組む元気。「素晴らしい！」の一言です。

私のまちのフードバンク：実情と地方自治体との関係

クララとシャークはフードバンクから退きましたが、オランダではフードバンクのニーズは増える一方。この章のテーマである「成功の落とし穴」ではありませんが、フードバンクの話が出たので、ちょっぴり深入りさせてください。

クララとシャークのスープキッチンが、貧困と孤独の対応策であり、コミュニティづくりの一つのステップでもあるなら、フードバンクは貧困の中でも健康な身体づくりに貢献し、地方自治体の福祉をはじめ、さまざまな支援組織への橋渡しの役割を担うようになってきています。

オランダ・フードバンク財団は、食料品を受け取る資格などに関して、全国のフードバンク共通のラインを打ち出しているつもりのようです。けれどフードバンクとして、この財団に属さなくてはいけないわけではないし、いずれにせよ各フードバンクの独立性は高いといわれています。ここでは私が住むアーモスフォート市のフードバンク事情をシェアします。

引退前、大企業や大学の財務担当だった友人のヒューホは、請われて、パンデミックが始まる一年あまり前からアーモスフォートのフードバンクのボランティア会計責任者になりました。以下は彼から得た情報です。

まずヒューホが言ったのは、アーモスフォートのフードバンクは、けっこう大きな企業のようなものだということ。毎週六〇〇人にフードパッケージを手渡していて、大きな倉庫をもち、一六〇人のボランティアで運営している。ヒューホの役目は思っていたより手間がかかり、週に丸二日は費やしているとのこと。

けれど一般のボランティアは週一日か二日、しかもパートなので、その調整がなかなか大変。オランダ・フードバンク財団のホームページでは、かかわっている全員がボランティアというふれこみですが、アーモスフォートでは二人が有償で働いていて、ボランティアの調整は彼らの責任。ヒューホは、この規模なら有償ワーカーの存在は必須と見ています（二〇二一年末、本部は有償ワーカーを正式に認める方針を検討すると発表しました）。

福祉関係の研修生もいるけれど、ボランティアの平均年齢は七〇歳前後で、多くがキリスト教信者。フードバンクでは決して宗教色を出さないけれど、よく教会からの献金があるそうです。

食料品の九五％は現物で手渡す。商品として売ることはできなくても、十分に使うことができ、フードバンクに持ち込まなければ破棄することになる品です。たいがいのボランティアは、貧困問題と関連してフードバンクを捉えていますが、モノを無駄にしない、環境問題に貢献するからという理由で、フードバンクを支援する人たちもいるそうです。残りの五%は、現物寄付が少ない場合に、卵、野菜・果物類など、寄付金で買い足す分です。

現物寄付の量には変動があって、余ることもあれば、相当買い足さなくてはならないこともある。コロナ禍で買いだめする人たちがいた時は、スーパーでは売れ残り品が少なくなって、フードバンクにまわってくる量も極端に減り、寄付金に頼る率が一気に上がった。それに、スーパーはアプリを使って、商品が割引になり次第消費者に伝えるとか、以前に比べて無駄の少ない仕入れに長けるようになったので、現物寄付はこれからも減る覚悟をしているそうです。

ただしフードバンクのニーズは減らない。ということは、おそらく一〇年後には現在とは相当異なるタイプのフードバンクになっていると、ヒューホは想定しています。すでにロッテルダムのあるフードバンクでは、配布所のすぐ近くの遊休地に菜園を設けるようになりました。将来はスーパーの売れ残りをあてにするのではなく、土地だけ自治体に提供してもらって、自分たちで野菜を作るようになるかもしれません。

フードパッケージを受け取るのは、本当にさまざまな人たち。その時点において十分な生活費がないから来るのは共通ですが、精神疾患をもつ人、職が不安定な人、離婚したばかりの人など。高学歴で以前よいペイの職についていたけれど、ギャンブル癖のために一文無しになった人もいるそうです。フードパッケージは家で調理する必要のある食材がおもで、缶詰類も家で食べることを想定しているので、ホームレスは来られないことになります。

失業保険なり生活保護の手続きを始めるのが遅かったために、給付金が手に入るまでのつなぎとして来る人たちが中心なので、大部分は三ヵ月程度しかフードバンクに通わないことになります。したがって、フードパッケージを受け取りに来る人たちは、しょっちゅう変わる。これがアーモスフォートの状況です。

中には長期にわたりフードパッケージを必要とする人たちもいます。明らかに努力をしている人たちには期限を延長していると、ヒューホは教えてくれました。また、オランダ・フードバンク財団の基準によると多少上回る収入となって「資格」を失っても、週一度ではなく二週間に一度に譲歩するというように、アーモスフォートのフードバンクではケースバイケースで対応しているそうです。

ヒューホに言わせると、制度が間違っている。たとえば生活保護給付が開始されると、フードバンクから食料品を受け取る資格がなくなってしまう。また生活保護を受けながら仕事を見つけて収入が増えると、その分給付額が下がるか、まったくもらえなくなる。ペイが上がれば家賃補助が出なくなる。これが現制度なので、いくら努力して自立しても、実質的な生活レベルの向上にならない。奇跡的に状況が一気に大幅に改善されない限り、今の制度のもとでは貧困状態から抜け出ることができないというのが、ヒューホの観察でした。

もちろんフードバンクをよいイニシアティブと見なしているからこそ、ヒューホはボランティアをしているのですが、フードバンクやそのほかの民間の貧困対策と関連した組織の存在自体を批判的に見る人たちもいます。本来これは政府の責任で、連帯の一環。公共の福祉事業として行うべきことを民間の「慈善」に頼るのは、一九世紀に後戻りではないか、というわけです。

アーモスフォートでは、フードバンクと地方自治体のコンタクトが密で、二週間に一度くらいの割合で連絡があるそうです。コロナ危機となると、頼みもしなかったのに市のほうから一〇〇〇ユーロの拠出を申し出て、品薄だったパンを購入することができたとのこと。

コロナといえば、食料品が必要な人たちは増えたのに、現物寄付が減った。それに七〇歳以上のボランティアは、現場に来てはいけないことになりました。食料品を受け取りに来る人たちも、一・五メートルの距離をおいて並ばなくてはならないので、対応が大変でした。

この地方自治体がフードバンクを重視している一番の理由は、通常は援助を求めない人たちも、食料品なら受け取りに来ることが多いから。

自治体はそういう人たちと対面で話す機会があるフードバンクのボランティアに、ほかのタイプの支援も必要な人たちをキャッチしてもらいたいのです。フードバンクから適切な支援組織に連絡が行くなり、フードバンクのコーチングのおかげで本人自身がそういう団体に行けば、その住民の問題が悪化する前に対応できるというのが、アーモスフォート市のスタンスのようです。

フードパッケージを受け取りに来る人たちと直接やりとりのあるフードバンクのボランティアには、市がスポンサーとなって、対話の仕方と、どのような関連組織がアーモスフォートにあるかを学ぶ機会が提供されました。それで必要に応じて、借金返済コーチ、メンタルヘルスケア団体、子ども支援組織、給付金の申し込み先などをコーチできるようになるのです。

少なくともアーモスフォートでは、シャークが怒っていたように、コンピュータでフードパッケージを受け取る資格を決めるのではなく（自宅でコンピュータをチェックすることはできますが）、時間をかけたインタビューがあり、その段階で、どのような支援団体があるかをコーチする。そして三ヵ月ごとに対面インタビューがあって、フォローアップをしています。

二〇二一年からは地方自治体の公務員二人がフードバンクの現場に出向いて、食料品を受け取りに来る人たちに、なぜフードバンクが必要なのか直接聞いて、わざわざ別の日に別の場所に出向かなくてもすむように、その場で必要な手続きをするようになりました。コロナ禍以降、一般市民の思惑が外れて不動産が歴史的に高騰し、住宅費を支払うのが困難になったので、フードバンクに来るようになったという人たちが目立っていると自治体は把握しています。

このようにアーモスフォートでは自治体とフードバンクの関係が密ですが、それでもヒューホは、自治体がフードバンクの運営に口出しするようなことはまったくなく、フードバンクは完全に独立して機能していると言っています。

けれど私はちょっと心配。というのも地方自治体がかかわりすぎて、最初の意図とは異なる方向に行くリスクがあるのを、前著で紹介したオランダの大社会的企業・リサイクルショップのクリングロープヴィンクルで兆しを見ているからです。

クリングロープヴィンクルも、各所自立的にやっていますが、たいがい地方自治体の社会福祉の一環を担っています。ホームレス、依存症者、難民などが、クリングロープヴィンクルでボランティアとして働くことによって、職業訓練なりデイサービスを受けることになる。それに対する報酬を自治体はクリングロープヴィンクルに支払うというモデルです。

ところがある地方自治体では、クリングロープヴィンクルがもっと効率的な職場になって、ケアを委託している人たちが将来民間企業で職を得やすくなるようにと、ビジネスコンサルタントを派遣したのです。このコンサルタントが「これをここからあそこに運ぶのに、こういう動きかたをすれば無駄なステップがなくなる」というようなアドバイスをして、それまでのやりかたを変えようとしました。

でもそうなると、クリングロープヴィンクルの社会的企業としての性質がまったく変わってしまう。各自が自分のテンポで、一緒に働く仲間というコミュニティに支えられながら、真に本人がやりたいことを見つける。依存症者は、元依存症者に支えられるのが一番効果的ということは、わかっているのです。焦らずに見守るというポジティヴヘルス精神だからこそ、価値があるのだと私は思います。この地方自治体が求める市場志向のアプローチになったら、クリングロープヴィンクルの意味がなくなってしまうではないですか！

ですから私のささやかな願いは、フードバンクがお役所と仲よくしすぎて、そのようにならないでね、ということ。

4章　幅広い健康の姿

新たな健康の概念

調査報告

ポジティヴヘルスは全人的に、幅広く健康を捉えるのが特徴。けれど複数の側面から健康を捉えるのは、何もポジティヴヘルスの専売特許ではありません。二〇一九年一二月に国立公衆衛生・環境研究所（ＲＩＶＭ）が出版した「幅広い健康コンセプトの活用—実践における意欲創出とチャレンジ」は、オランダで適用されているおもな幅広い健康の概念を調査した報告書です。

幅広い健康の概念では、身体的・精神的な状態だけでなく、ウェルビーイング、本人主導、レジリエンス、いきがいなども登場します。調査をした九六団体・イニシアティブのほぼ七五％が、ポジティヴヘルスをベースとしていましたが、「疾病とケアから、健康と行動へ（ＺＺからＧＧへ）」（九％）、「バイタリティとライフスタイル」（一〇％）、「堅牢な基礎ケア」、あるいは「適切なケアを、適切な場で」を採用していたケースもありました。オランダで実際にどの率でこれらのコンセプトが導入されているかはわかりません。あくまでも調査対象となった団体・イニシアティブで採用されていた率ということをお忘れなく。

統合ケアと幅広い健康の概念の受け入れかた

国立公衆衛生・環境研究所の調査には含まれなかった「統合ケア」も、取り上げられた五コンセプトと共通点が多いので、仲間に入れるべきかもしれません。オランダで「統合ケア」を掲げる時、よく持ち出される人物がケリドです。

政治家にもなった二〇世紀後半のオランダ医学界の重鎮で、とくに社会医学に大きな影響を与えた精神科医アリー・ケリドは、こう書いています。「我々が人を生物学的、心理的、あるいは社会心理的というように、異なる現象側面に分けて取り上げる時、このような分類は人工的なものであって、あくまでも我々の想像力の欠如に対する手助けに過ぎないことを十分認識すべきである」。

また、脆弱な市民の健康を専門とする、元家庭医で現在ラドバウト大学教授マリア・ファン・デン・マウゼンベルフは、家庭医の任務とは、患者が直面する負担と、患者がどこまでその負担を担えるかを見極めて、適切な対応をすることだと説いています。それには患者個人の問題・課題に応じるだけでなく、統合ケアを提供しなくてはならない。統合ケアには、病気予防、健康を脅かす身体的・心理的および社会環境への対応、ケア・そのほかのサービスへのアクセス確保というような要素が含まれる。つまり統合ケアには、地区のような集団レベルでの取り組みが必要だというのが、マウゼンベルフ教授の主張です。

ポジティヴヘルス、あるいはほかの幅広い健康の概念の影響で、多くの家庭医は、薬などの医療処置ではなく、「福祉を処方する」のに積極的になっています。

たとえば、疲労感を訴える患者の話をよく聞くと、孤独をまぎらわせるためにアルコールを飲み過ぎるパターンとなっている。そうであれば、「バディ」(仲間)をマッチングして、いくつかの活動を通じて孤独とアルコールの問題に取り組むのが、真の解決になるというような具合です。あるいは不眠症の人には、安易に睡眠薬を処方するのではなく、もっと健康的なライフスタイルを身につけることを支援する、コーチあるいは家庭医診療所内のプラクティスナースにつなぐこともあります。

ポジティヴヘルスや地区志向である統合ケア、そのほかの幅広い健康の概念は、ケア従事者に決定権を与え、患者・市民主導を可能にします。多くのケア従事者は、このような取り組みは意欲を高め、働く喜びをもたらすと言いますが、すべての医療従事者、とくに医師が、住民主導・地区志向の健康の取り組みで期待される役割に納得しているわけではないようです。

自分たちは医療ケアを提供する訓練を受けているのであって、地区全体にかかわるような役割を果たす訓練は受けていない――という危機感を抱く医師もいます。逆に、もともとオランダの家庭医は、過去六〇年間患者を全人的に診ていて、ポジティヴヘルスとか統合ケアなぞちっとも新しいことではない、何を今さら、と言う医師もいます。

実際に取り組んでいる人たちは、幅広い健康のコンセプト自体にも、それを具現化することにも非常に熱意をもち、そこからエネルギーを得ている。けれど導入には時間がかかるし、組織内、あるいは同じイニシアティブにかかわるほかの組織と歩調を合わせるのは簡単ではない。このようなことが、国立公衆衛生・環境研究所の報告書に書かれています。

全国健康政策基本合意書

保健省が発表した「二〇二〇―二〇二四年度全国健康政策基本合意書」は、全国の地方自治体と国の健康政策の方向を定めるものですが、ポジティヴヘルスが全体の要というか、イラストが表すように、全体を覆う傘になっています。

共通のビジョンを構成する三つの柱は、一つ目が「背景の問題」で、「貧困、借金、住宅関連の問題、失業、障害、低い教育レベルについて。不十分な生活環境の質は、健康と健康感に悪影響を与えます」。

二つ目の柱は「ポジティヴヘルス」で、「健康とは身体的な面だけではなく、適応力、ウェルビーイング、本人主導、レジリエンス、社会とのつながり、いきがいとも関係があります」。

三つ目の柱は「協働」。「私たちは健康に関する課題を、異なる領域を越える、幅広い視野から捉えます――健康をすべての政策に！」。

ヘルスケア分野の研修を行うBeBrightのエリス・ブーアカンプは、もう少し具体的にこの政策をまとめています。彼女によると、将来のチャレンジとは、公衆衛生の強化、市民間の健康ギャップの差を埋めること、健康と生活環境の関連性についての知識の促進、子どもと若者が直面する日常生活のストレスに注意を向けること、そしてバイタリティに富む高齢化の実現。

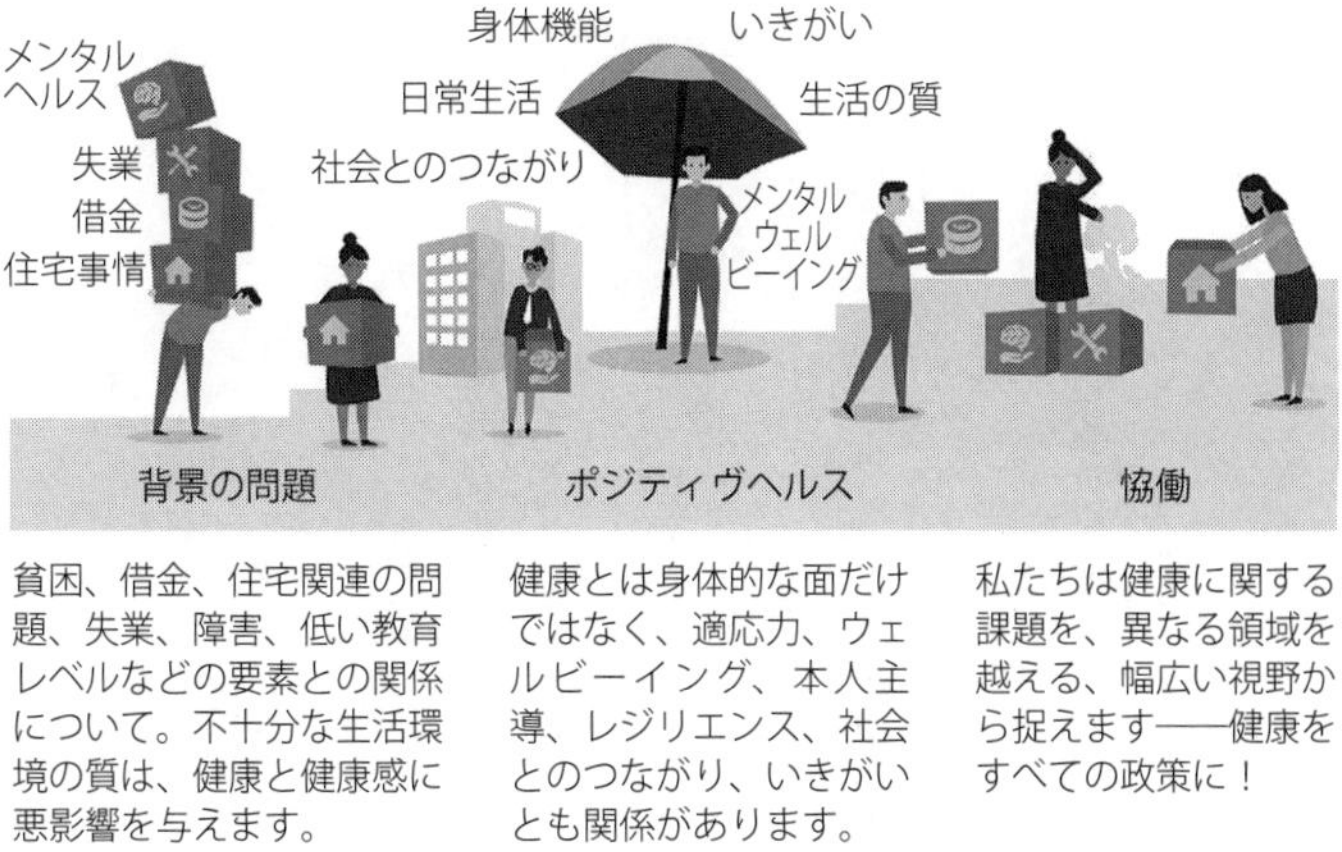

背景の問題	ポジティヴヘルス	恊働
貧困、借金、住宅関連の問題、失業、障害、低い教育レベルなどの要素との関係について。不十分な生活環境の質は、健康と健康感に悪影響を与えます。	健康とは身体的な面だけではなく、適応力、ウェルビーイング、本人主導、レジリエンス、社会とのつながり、いきがいとも関係があります。	私たちは健康に関する課題を、異なる領域を越える、幅広い視野から捉えます——健康をすべての政策に！

図4-1　2020-2024年度全国健康政策基本合意書イラスト（Welzijn en Sport）

そろそろとではあっても、政府はポジティヴヘルスをはじめとする幅広い健康の概念を、政策の中心に据えるようになってきているようです（図4-1）。

スネンツ

家庭医病院から地域のケア広場へ

「幅広い健康」の実践例の一つはスネンツ。その前身は「家庭医病院」でした。前著の付録に「ケア専門職と教育におけるイノヴェーション委員会」の「インキュベーション地帯参加組織」リストを掲載しました。以下がこのリストに含まれているドラフテン家庭医病院について書いたことです。

「オランダでは原則として家庭医は有床施設をもたないので、専門医ケアが必要なくても病院に入院するケースがある。病院で行われる治療は、家庭医が行う場合よりすべてコスト高になるし、患者は入院中自律的な生活を失うせいもあって、退院後長期ケアが必要になるケースが多い。在宅ケア以外にも、ナーシングホーム、リハビリ施設をもつケア組織ザウトオーストゾルフと近郷家庭医との協働で、ザウトオーストゾルフのベッド九床を、患者の観察、あるいは介護をする家族の休息のためのショートステイとして利用できるのがこの『家庭医病院』。患者が家庭医病院に入院中は、入院先で家庭医が患者の往診をし、ザウトオーストゾルフの看護師が看護・介護を担当する」

ちなみにザウトオーストゾルフは、ポジティヴヘルスを導入しています。

二〇一八年に自身の家庭医診療所から引退して、現在、代理家庭医とケアのイノベーターとして活躍しているのは、ヴィム・ブルニンクハウス医師。二〇一九年の晩秋、彼のアイデアで始まった家庭医病院を訪れることができました。

フリースランド州にあるドラフテンの人口は四万五〇〇〇人。小さなまちというので、こぢんまりとしたナーシングホーム内の、さらにこぢんまりとした一角が家庭医病院なのだろうと想像していたら、到着先がドーンと大きな建物だったのがまずは驚き。それに「家庭医病院」は「家庭医ベッド」と名称が変わっていました。

ブルニンクハウス医師もドーンと大柄ですが、柔和で比較的無口なタイプ。けれどその静かな力は、相当なものに違いありません。というのも、このまちで新しいコンセプトであるプライマリケア・プラス（プライマリケアとセカンダリケアのハイブリッド）を定着させてしまったのですから。

オランダ語ではプライマリケアのことを第一ライン、セカンダリケアのことを第二ラインということから、その中間という意味で、オランダ語の直訳は「一・五ラインケア」になります。けれどわかりやすいように「プライマリケア・プラス」と訳しておきます。

ヴィム・ブルニンクハウスなど、プライマリケア・プラスの関係者が迎えてくれたのは、スネンツと呼ばれる場所（フリースランド語で「健康」とか「乾杯」という意味だそうです）。ショッピングセンターとコミュニティセンターを組み合わせたような場所――というのが私の第一印象でした。

スネンツの上の階は、ザウトオーストゾルフのナーシングホームで、家庭医ベッドはここにあります。下のフロアは健康広場、ショッピング広場、レストラン広場、バイタリティ広場という構成。失礼だけれど、「こんな田舎」に出現したプロジェクトにしては、相当な規模です。

おもに高齢者を対象としているといっても、ショッピング広場には託児所があって、子どもや若い親の出入りがあるし、自然食品店、花屋、ヘアサロンは、とくに高齢者をあてにしているようではない感じでした。とはいえ「最後の挨拶」という葬儀屋も店を構えているところは、やはり高齢者のニーズを見ているのだと納得。

レストラン広場でまず目についたのは、新鮮な果物ジュース類と新鮮な野菜がはみ出ているサンドイッチが勢揃いしたレストラン前の屋台。レストランそのものはけっこうお上品そうで、地域で生産された食材を使った「ニュー・ダッチ・キッチン」というスタイルの料理を出すそうです。

朝食は格安の二・七五ユーロ、しぼりたてジュースがつくと三・五ユーロ。「みんなで一緒に朝食を！」というスローガンですが、ナーシングホームの住民や訪問客も、ここで食事もショッピングもできるわけです。孫たちが喜びそうなのは、日曜日のパンケーキだろうな。ついでに同じ建物内にある映画館にも行けばいい。と、空想してしまいました。

バイタリティ広場には、一般向けのフィットネスセンター以外にも、高齢者向けもあります。理学療法診療所、ウォーキングクラブ、ヨーガ、マインドフルネスセンター、サイクリング休暇の手配が得意という旅行会社などがテナントです。

ヘルス広場で連なっているのは、薬局、ボランティアセンター、血液検査場、代替医療、地域公衆衛生局、フットケア、ハンドケア、マッサージ、眼鏡屋、歯科衛生士クリニック（オランダでは歯科医の直接的な監督がなくても、歯科衛生士はクリニックをもつことができます）、オデンサハウス（初期認知症のある人たちとその家族のためのディサービス）など。プライマリケア・プラスを提供する「地域外来」も、ヘルス広場の一角にあります。

スネンツは建物の名前だけではありません。ブルニンクハウス医師、薬剤師三人、ザウトオーストゾルフ事業所、フリースランド・メンタルケアとフローニンゲン大学病院による、この共同イニシアティブの名称でもあるのです。提携組織として名を連ねているのは、いくつかの家庭医診療所やケア事業所や高齢者団体、それに補聴器会社などヘルスケア関連企業多数。スネンツのヘルスケア関係の事業所とレストランなどは、学生の実習先にもなっている関係で、フローニンゲン・ハンザ高等専門学校の名もありました。

目的は医療的な支援だけでなく、身近で敷居の低いかたちで、高齢者がハッピーな生活を営む支援をすること。高齢者のための「適切なケアを、適切な場で」を実現する場、ケアとコミュニティが重なった場といってもいいのかもしれません。地方自治体の社会福祉と医療と民間企業のコンビネーションで、この目的を支えているようです。従来の健康センターと比べてずっと大きく、オープンで楽しい雰囲気です。

プライマリケア・プラスへの道

二〇〇八年のある晩、ブルニンクハウス医師は、自宅のベッドから落ちてしまったという老婦人の往診に行きました。この患者は一人住まいだったので、病院に入院させなくてはならなかった。家庭医として三二年の経験を積んでいたブルニンクハウス医師は、「もっと別の方法があるはずだ」と思わずにいられなかったということです。

この患者の場合、自宅にいられなくなったといっても、本当に入院が必要なわけではなかった。二四時間目を光らせて、ある程度介護してくれる者さえいればよかったのだから、ナーシングホームで提供できるサービスで十分だった。もし病院に入院していなければ、患者が慣れている家庭医の自分が主治医でいられたのに。

同じ頃、フリースランド州で高齢者ケア施設を運営するザウトオーストゾルフは、新しい戦略の必要性を感じていました。人口動態が変われば、ケアの世界も変わるのは必然。二〇三〇年までには、フリースランド州の人口の二七%が六五歳以上になり、そのうちの一〇%には何らかのタイプの認知症があることになる。いかにして高齢者をできるだけ長く自宅で、自立して住めるようにするかが、ザウトオーストゾルフにとってチャレンジとなるのは目に見えていました。

ブルニンクハウス医師とザウトオーストゾルフは相性がよく、家庭医病院が登場。二年目はベッド利用率七二%で、四〇万ユーロの医療費節約になりました（ブルニンクハウス医師によると、家庭医ベッドの利用は、病院入院と比べて一日一三〇〇ユーロの節約になるそうです）。

このコンビは、そこでとどまりはしませんでした。けれど決して簡単に次の段階に進めたわけではありません。三年かけて地域の家庭医を説得し、健康保険会社と報酬の交渉をしなければならなかったからです。ようやく保険会社は、ブルニンクハウス医師とザウトオーストゾルフの提案のいくつかを受け入れることに同意しました。

そこで家庭医ベッドの次にきたのが、プライマリケア・プラスを提供する地域外来。やはり身近な場所（スネンツの地域外来診療所）で、慣れた家庭医が同席する場に、すぐ近くのナイ・スメリンへ病院の専門医が診察に来る。フリースランド州では、このようなかたちでの家庭医（プライマリケア）と専門医（セカンダリケア）の協働はここが初めてだそうです。

そのうち地域外来で、専門医が複雑でない検査・処置もするようになり、専門医がコーチ役になったり、専門医を身近で観察できることは、家庭医にとって素晴らしい学びになることが判明しました。家庭医ベッドを利用していても、相当複雑なケースの患者を専門医が診ることもあれば、一定の検査なら、患者はプライマリケア・プラスというこの新しい枠組みで、実際にはセカンダリケアである病院に行くことも可能になりました。

家庭医ベッドを利用するのは、家庭医ベッドがなければ、病院に入院、あるいは病院の救急に行かざるを得なかったはずの患者。通常病院で行われるケアは、病院の専門医が主治医になる。けれどプライマリケア・プラスでは家庭医が主治医であり続ける。これで相当なコストカットになります。プライマリケア・プラス地域外来ができてから、病院への紹介率が二六％減ったというのも、相当な医療コスト削減になりました。

もし病院への入院が必要と家庭医が見なせば、患者の同意を得たうえで入院させる。もし家庭医がナーシングホーム内の家庭医ベッドのほうがメリットがあると判断すれば、その理由を患者に説明する。けれど入院にするか、家庭医ベッドにするかの決定権をもつのは、あくまでも患者。その決定に至るまでの患者との対話は、家庭医にとって非常に意味があると、ブルニンクハウス医師は強調します。

フローニンゲン大学病院の調査によると、プライマリケア・プラス導入によって患者の満足度も、医療者の満足度も上がった。これが最も大切な点かもしれません。

いくらスタッフは親切だといっても、混んでいて、よそよそしい雰囲気の病院よりも、アットホームに感じられるスネンツのほうがよほどいいと患者は言うし、軽度の症状とかシンプルな検査であれば、専門医も病院よりスネンツで患者を診るのを好むとのこと。心電計などの機器を持ち込む手間はあるとしても、病院より静かなのでゆっくり患者と話せるし、気分転換にもなるというのがその理由です。ただしまわりに医師の補助者がほとんどいないので、専門医自身でしなくてはならないことはスネンツのほうが病院より多いし、病院のICTのほうがスネンツの地域外来より優れているとのこと。

患者の満足度には、金銭的な面も貢献しています。というのも家庭医ケアである限り、自己免責は適用されないからです。つまりいったん義務づけられている基本保険料を払えば、患者にとって余分な金銭的負担はかからない。なぜ自己免責が適用されないかといえば、プライマリケア・プラスは家庭医が主治医なので、家庭医ケアと見なされるからなのです（家庭医ケアには自己免責なし。二〇二二年度の自己免責額は年間三八五ユーロ）。病院ケアならば自己免責が適用され、最初の三八五ユーロは自分で支払わなくてはなりません。ただし専門医が処方する薬剤と病院内で行う検査に関しては、プライマリケア・プラスの枠組みであっても、自己免責が適用されるモデルになっているそうです。

保険料と自己免責額でほぼすべてのヘルスケアのコストはカバーされるのだから、たかが三八五ユーロくらい、と思うかもしれません。けれどこれがけっこうつらい人たちは、オランダにも数多くいるのです。

ちょっと脱線。私はオランダの自己免責はナンセンスだと思っています。他国と違って、オランダでは家庭医が紹介しない限り病院とか専門医に行けないので、無駄な医療の抑制とは関係ない。自己免責額を支払いたくないばかりに、家庭医に指示されても専門医に行かない患者は、結局救急ケアに駆け込むことになったり、入院が長引くことになって、社会とヘルスケアワーカーに余分な負担をかけるだけ。それに自己免責を管理する事務にもコストがかかる。オランダの自己免責は、新自由主義者には満足感をもたらすかもしれないけれど、実際のメリットなし、と私は思っています。

とにかくドラフテンにおけるプライマリケア・プラスの試みは大成功ということで、当初は心臓医、整形外科医、皮膚科医、産科医だけだったのが、耳鼻咽喉科医、消化器・肝臓内科医、泌尿器科医、筋骨格専門資格をもつ家庭医（家庭医プラス）が加わったということです。

プライマリケア・プラスがスタートした二〇一六年、専門医による診察は四二五件。一一月時点での見通しでは二〇一九年は一二五〇件、プラス五〇〇件の軽度の手術（おもに産科と皮膚科）。二〇二二〇年には肺科、創傷ケア、小児科、リューマチ科、眼科などが仲間入りする予定だったのですが、コロナのせいで遅れています。

将来プライマリケア・プラスは、家庭医と専門医というコンビネーションだけでなく、家庭医とPA（physician assistant、準医師資格をもつ専門医助手）とか、家庭医とほかのプライマリケア専門職とのコンビネーションの可能性も探るそうです。病院をベースとする専門医かPAが、退院したけれどまだ専門的なケアを必要とする患者の自宅に往診に行く可能性も検討するとのこと。けれど常に家庭医が医療者側の指揮者となるのが、プライマリケア・プラスのエッセンスといえます。

定期的に事例を話し合う集まりがもたれるようになったので、プライマリケア・プラスにかかわる地域の家庭医のつながりは、以前より強くなったとのこと。そういう話し合いは各自の知識・経験レベルに透明性をもたらすし、全員のスキルアップにもなるということで、いいことずくめのようです。

家庭医ベッドを担当する看護師は、まずは応募したうえで訓練を受けるのですが、三週間以内に患者が自宅に戻れるようにすることを目安にしているそうです。家庭医ベッドを利用した患者のフィードバックは、関連医療者全員で共有されるので、協働チームとしてケアの改善に携わる熱意をはぐくむのに貢献するという感想でした。

ザウトオーストゾルフから、家庭医ベッドのあるナーシングホームの住民構成が変わってきたという報告もあります。

二〇一三年にはこのナーシングホームの一時的な入所者は三％に過ぎなかったのが、二〇一六年には四〇％。以前ナーシングホームとは、いったん入所すれば人生の残りを過ごす場というイメージだったのですが、今やナーシングホームに入っても、また家に戻るというのがここの新しい常識になりつつあるようです（けれど全国的に見ると、ナーシングホーム不足はけっこう大きな問題です）。

同じデ・フリースランド保険会社が主要保険会社である、フリースランド州のほかのいくつかのまちでも、プライマリケア・プラスのコンセプトを採用し始めています。オランダでは病院数をどんどん減らしているので、ドッカムでは元病院だった建物が、プライマリケア・プラス用になったそうです。

スネンツのプロジェクトマネージャーのダフネさんに、「ここでこんなに素晴らしい成功を収めたのだから、きっとこのモデルはオランダ中に広がるでしょうね」と言ったら、「たしかに全国から視察とかヒアリングにはしょっちゅう来るし、講演も頼まれるけれど、実現となるとそう簡単にはいかないようよ。ここだってヴィム（ブルニンクハウス）がいたからこそ実現できたと、私は思っているわ」と答えました。

ヴィム・ブルニンクハウスは、まだまだ自分の使命は終わっていないと思っているようです。請われれば経験を語るプライマリケア・プラスの伝道者ですが、彼のこと、これからもイノベーターであり続けることは確実でしょう。

幅広いウェルビーイング

求められた新しい概念

幅広い健康の親類といえそうなのが、「幅広いウェルビーイング」と呼ばれる概念です。政府の依頼でオランダ中央統計局（CBS）は、金融ショック後の二〇一八年から「幅広いウェルビーイング」をモニターし始め、二〇一九年からは国連開発計画（UNDP）の持続可能な開発目標（SDGs）のモニターも同時に行っています。

いったい「幅広いウェルビーイング」とは何のことでしょう。はっきりした定義はないので、説明するしかありません。

まずはそれまでの統計の内容に関する反省がありました。

国民総生産のような経済的な側面の数値だけでは、私たちのウェルビーイングとか幸福の感覚を表すことはできない。それに果たしてそのような経済的な数値をベースに、さまざまなレベルの政策を策定するのは効果的なのだろうか？　それが国民の利益になっているのだろうか？　というような疑問が広まりました。今まで国も、州も、市町村も工業地を開発し、企業を誘致し、道路を拡張することに心血を注いできたのですが、どうも何かがかみ合っていないと認識するようになってきたのです。中央政府が音頭をとってきたこういう活動は、二〇世紀の開発の考えかたであって、二一世紀にはふさわしくない。二一世紀は、各地方の特徴を活かした開発を追求すべき、という考えかたに変わりつつあるのです。

戦後から今日まで幅をきかせてきた国民総生産に欠けている、福祉とか持続可能性などの側面が含まれる概念として登場したのが、「幅広いウェルビーイング」。「幸福感」というような主観的な評価もあって、国民総生産のように、シンプルで（一見）客観的な数値で表せるわけではありません。要するに市民にとって、大切な要素から構成されている概念なのですが、行政はそれに注意を向けるようになってきたのです。

「幅広いウェルビーイング」は、オランダの現状を評価する「今とここ」、次世代のウェルビーイングを中期観点で見通す「もっとあと」、そしてほかのEU諸国と比較する「ほかのところ」という三カテゴリーで構成されています。各カテゴリーに属する指標ごとの前年度との比較評価が「トレンド」で、「ウェルビーイングの増加」「変化なし」「ウェルビーイングの低減」「不十分なデータである」のいずれかが、四色に色分けされた円グラフで示されます。

全体的に二〇二一年は、コロナ禍前の二〇一九年と比較して、国民総生産が一％成長したというように、経済的な面では驚くほど早く回復し、国民の八四％が生活に満足しているという結果でした。けれどどこの満足度の数値は前年度と比較して約一％低く、モニターを始めて最も低い率でした。社会的接触の低減、孤独感とメンタルヘルス問題の増加、機会の格差の広がりのようなマイナス点があったのですが、このような傾向はコロナ禍以前にもあり、満足度は少々下がっても、とくに懸念する結果ではないとされています。

「今とここ」は、合計二八の指標をもつ、主観的なウェルビーイング感、物質的な豊かさ、健康、労働と自由な時間、住居、社会、治安、環境という、八テーマの評価で構成されています。

二〇二一年度は、前年度と比較して、「今とここ」カテゴリーでは、ウェルビーイング感が増加しました。このポジティヴなトレンドに貢献したのは、所得の中央値、他者に対する信頼感、そして職場における満足度の上昇と、犯罪の被害者が減ったことなどでした。一方、環境問題に対する不安をもつ人たちの増加、政府など機関に対する信頼度、住宅に関する満足度、そしてボランティア活動の減少などが、ウェルビーイング感を減らす要素となっていました。ただしボランティアに関しては、いくら前年度と比較して活動量は減ったとはいえ、他国と比べてオランダはダントツでボランティア大国であることは、12章の「ボランティアの存在感」の項目で確認していただけます。

「もっとあと」は、自然資本、人的資本、社会的資本、国民総生産、経済的資本の五方面の二二指標で評価されます。「今とここ」でオランダ人が選ぶ方向が、次の世代にどのような影響を与えるかを検討するのですが、次世代の人たちが、少なくとも現在と同レベルのウェルビーイング感をもつことが求められています。

けれど実際には、「今とここ」に比べて、「もっとあと」は明らかにネガティヴなトレンドを示しています。世帯単位の借金の増加、生態多様性の減少、政府などの機関に対する信頼感の減少などがその要因となっています。ただし前年度と比べて、再生可能な電力の増加はプラスでした。

「ほかのところ」は、環境と自然資源、国民総生産、および貿易と援助の三方面について、おもにオランダと他国間の動きを、二〇の指標をもとに追っています。オランダに在住する外国人労働者による母国への送金、アフリカとオセアニア諸国からの輸入の増加などによって、二〇二一年の「ほかのところ」全体の幅広いウェルビーイングは、ポジティヴになっています。ちなみに化石燃料の貿易額は、環境に悪いので、マイナス要素としてカウントされます。

今までもその傾向がみられたのですが、最初の二カテゴリーでは、市民の背景によるバラツキが目立ち、出身国が西洋でない人たちと、低学歴の人たちの「幅広いウェルビーイング」感は低いことが指摘されています。また地域間のバラツキもあり、地方の住民と比べて、都市に住む人たちの健康、治安、生活環境、社会的統合の感覚は低く、可処分所得の中央値も低くなっています。

フリースランドの奇跡は持続可能?

「幅広いウェルビーイング」は、中央政府レベルで対応するより、州とか市町村、あるいはいくつかの市町村の集まりである地域レベルで取り組むほうが適切であるというコンセンサスができあがっています。実際この概念は、地方政府、とくに州政府が積極的に採用するようになりました。

住民の幸福感ともいえる幅広いウェルビーイングのスコアからいくと、経済的に遅れている州の一つであるフリースランド州が、二〇二二年には州としてオランダのトップになりました。意外なことに、最も失業率が高く、経済成長率も低いフリースランド州の住民が、オランダで最もハッピーとされたのです。比較的よくない経済状況は、必ずしも生活の質が低いことを意味しないという結論は、オランダ社会に大きなインパクトを与えました。

フリースランド州民が、高いウェルビーイング感をもてる理由として挙げたのは、静かな環境、美しい自然、まわりの人たちの互助の精神でした。この結果を導いたのは、州行政が、成長にしか注目しない二〇世紀的な開発と決別し、州民が求める方向、州の特徴を生かす政策に転換したからだといわれています。

「幅広いウェルビーイング」のモニタリングは、市民自身が将来について、そして自分たちにとって何が大切であるかについて考える、すばらしい材料であるとフリースランド州は見なしています。モニター結果にフリースランド州特有の要素を加えたアプローチを基盤に、州は新しい方向に進み始めていたのです。

フリースランド社会計画局は、独立した立場で州の政策策定の支援をします。この組織自体がそれまでのやりかたを変え、積極的に州民のもとを訪れ、直接その声を聞く方針を採用し始めました。

その方法で学んだのは、フリースランド州民は、フリースランド語で「オープン・コミュニティ」という意味のミーンスキップ（mienskip）を重視しているということ。ミーンスキップは昔、村民が力を合わせて堤防や台地を作り、水害と闘った伝統を反映する表現なのですが、現在の州民は、自分たちの村が変わらないことを願っていることが明らかになりました。年をとっても、「輸入」若手人材に頼るより、伝統通りお互い助け合っていくことを希望しているので、新興住宅地など必要ないと思っていることも判明しました。そこで、これからさらに人口が減少し、経済的にも成長しないことを、フリースランド州は政策の前提とするようになりました。

企業誘致はこの地方に見合った企業にしぼり、中等専門学校で教える内容も、この地方にふさわしい職に関することを中心とするように、焦点を変えていきました。

「幅広いウェルビーイング」の概念になじむようになって、州の初等教育に対する考えかたも変わりました。それまでは、できる限り高いレベルの教育機関に子どもたちを送り込むことを重視していたのですが、生徒たち自身の人生が豊かになることを優先するようになりました。具体的には、進学コースの中等・高等学校だけでなく、将来のフリースランド州にとって必要なさまざまな専門分野を含む、中等専門学校の充実化を図ったのです。

たとえばコックを養成する中等専門学校では、フリースランド州の食材を使った料理を教える。食材を無駄にしないため、地元の農家がスーパーなどに売れない野菜を、臨機応変に利用することも教える。またそれまでは卒業後できるだけ早く就職することを目的にしていたのを、たとえ専門学校であれ、労働市場だけに目を向けるのではなく、年々複雑になる世界に対応でき、豊かな人生が送れるようになることも教育の目的とする。フリースランド州では酪農が重要な産業ですが、酪農には水や窒素問題がかかわるので、それと関係のある気候変動・環境問題についても学ぶ。

専門学校では必要な実習に加えて、12章の「ボランティアの新しい意味」でふれる、いわば「兵役」の代替である「社会的役」も、必要に応じて教育と関連づけるようになりました。「社会的役」では、たとえば自閉症の学生は自閉症者のケアをするというように、「経験専門家」の立場を活用する一方、技術系の学生も、介護などケアの世界にふれるようにしているとのことです。

フリースランドの州民は、ここで生まれ育った若者たちには州内に住み続けてもらいたいと願うと同時に、自分たちの地域の特徴を守ることを重視しています。ところが最近まで国内では取り残されたようだったこの州に、都会から移住してくる人たちが続出。オランダ西部では、住宅を買うのも借りるのも手が出ない価格になった結果、まだ不動産が比較的手に入りやすい「田舎」に移る人が増えてきたのです。コロナ禍で定着した在宅勤務のパターンが、その後もある程度続くようになって、通勤時間はそれほど問題にならなくなったこともあります。

そうなるとフリースランド州の不動産の価格が上昇し、今度はフリースランドで生まれ育った若者がいざ家を買いたいとなっても、買えない価格になってしまっている。また、移り住んでくるのは、ミーンスキップの伝統を知らない若い家族がおもなので、隣人が農家であれば、果たして動物や肥料の匂いとかトラクターの音を受け入れられるか気になるし、自分たちが守り抜いてきたこの地域の特徴が薄れることをフリースランド州民は怖れています。現在中央政府が予定している新しい鉄道となるレリー線は、大都会とフリースランド州間のアクセスをよくしすぎ、新興住宅を建てる理由にもなるし、一方で、この土地の若者を都会に引きつけるきっかけになるかもしれない。ということで、レリー線は必ずしも歓迎されていません。

5章　愛しのタイニーハウス

オランダの特徴

タイニーハウスとは、文字通りちっちゃな家のこと。発祥地はアメリカといわれています。現在ヨーロッパで広がりつつあって、日本でも関心が強くなってきているようですが、オランダのタイニーハウスの考えかたは、アメリカとか日本とは一味違います。

厳密な定義があるわけではありませんが、オランダでタイニーハウスと呼ぶのは、五〇㎡以下の居住スペースの家。居住スペースなので、寝床にするロフトがあれば、それもカウントします。

必ずしもトレーラーの上に作って牽引して動かすのではなくても、移動可能であることが要件。なぜこれが大切かというと、オランダの土地用途規定は厳しく、宅地が限られている。そのうえ、いくら住宅用の土地をゲットできても、もろもろの許可を得るのにものすごく時間がかかる。建築に要する日数（というより年数）の大部分が、諸許可を得るのに必要な期間なのです。けれど移動できるのであれば「不動産」にならないので、宅地と指定されていない土地に、一時的に設置できる可能性が生まれるというのが、オランダではタイニーハウスの大きな利点になります。

一方難点は、不動産ではないので住宅ローンの対象にならないこと。住宅ローンの対象となるには、タイニーハウスでも固定しなくてはなりません。

タイニーハウスは、建てるのも通常の家ほど時間がかからない。とはいってもアメリカのトレーラーホームなどと異なる点は、いくら小さくても質の高い立派な「家」であるということです。

移動できる、諸許可が比較的簡単に得られる、宅地以外の土地を使えるというので、遊休地の利用が現実的なオプションになるわけです。そこで数年後には地方自治体なり企業の開発計画が実施される予定でも、それまで土地を（安く）使うことができる。自然保護地でも、タイニーハウスなら管理人の家として臨時に住める。そういったメリットがあります。それに当初の許可は「臨時」で、厳密には違法であっても、戦後から今日まで「臨時」に住み続けている強者のコミュニティがオランダに数ヵ所存在しているのも心強い点でしょう。

日本ではタイニーハウス類を、「多拠点暮らし」の手段として捉えていることが多いようですが、オランダのタイニーハウスは、たとえ設置する場所は変わっても、原則的にフルタイムで暮らす唯一の住居です。子ども二人、犬一匹の一家でも、タイニーハウス居住者は、そこが唯一の家。バカンス用ではありません。

現在極度の住宅不足で、規定が変わる可能性はありますが、いわゆるバケーションハウスには恒久的に住むことはできません。住所はどこかを借りられても、バケーションハウスに住みついてしまうと、地方自治体によってはいつ取り調べを受けるかわからないし、指定用途とは異なる使いかたをしているとなれば、とんでもない罰金が科されることもあるのです。けれどタイニーハウスなら、正々堂々と年間通して住むことができます。

最後に、これこそオランダのタイニーハウス・ムーブメントをユニークにしている点だと思うのは、多くの場合、タイニーハウスはコミュニティづくりを目指しているということ。これは後の節で違いを説明するマイクロハウスとタイニーハウスのうち、純粋タイニーハウスのほうが、その傾向が強いようです。マイクロハウスでも、コミュニティづくり志向の場合は、地方自治体か住宅公団がそれを念頭に置いて開発するのですが、純粋なタイニーハウスであれば、たいがい住宅建設組合というかたちでコミュニティづくりを実現していく傾向があります。

住宅建設協会と住宅建設組合、住宅公団、社会的住宅

ここでちょっと寄り道して、オランダの住宅建設協会（woningbouwvereniging）と住宅公団（woning corporatie）について説明します。

一九世紀末から二〇世紀の初め、労働運動の一環として、労働者がまともな住居を得るには政府の対応など待っていられないというので、住宅建設協会と住宅建設組合（woningbouw coöperatie）という形態で労働者に住宅を提供するようになりましたが、後に住宅建設協会が主流になりました。組合・協会なので、メンバーの利益のために存在する。これが大成功となり、政府は住宅建設協会に全国の

「社会的住宅」と呼ばれる労働者用住宅の建設と管理を委託し、どの自治体にも住宅建設協会が最低一つ、たいてい複数あるようになったのです。この形態であれば、ローンも組みやすくなっていました。

規模が大きくなるにつれて、住宅建設協会とメンバーとの関係は、普通の家主と入居者になっていきました。一九六〇年代のことです。

住宅建設協会の性質が決定的に変わったのは、新自由主義の台頭した一九九〇年代。法的形態が変わって財団となり、名称も住宅コーポレーションとなりました。コーオップ（組合）はコーポ（企業）になったのです。

社会的住宅を提供する義務があるので「住宅公団」と訳しますが、どのように提供するかは原則的に各住宅公団の自由裁量になりました。存在理由がメンバー＝入居者の利益のためでなくなったのに伴って透明性がなくなり、トップが平気で高サラリーを取るようになりました。別の領域で利益を出して、低所得者用の住宅を建てるという口実で、高価な住宅の分譲を行ったり、さまざまな（突拍子もない）不動産事業に手を出しては、汚職、あるいは莫大な借金を抱えるところも出現しました。二〇一五年に規定が改定され、住宅公団に対する制約が厳しくなりましたが、裁量権はいまだに相当大きい。ヘルスケアと同じで、良心的に運営しているところも多いとはいえ、もとの精神は影すらなくなってしまったのです。

二〇一二年までは、中程度の所得の市民も社会的住宅に入居できる制度でした。もともと社会的住宅は、「労働者のパレス」を目指していたのです。労働者は頭脳労働者も含めて幅広く解釈されていて、社会的住宅は質の高い住宅でした。けれど新自由主義の影響のもとにあるEUの見解は、中程度の所得の人たちに公的な資金がかかわる住宅を提供するのは、商業的な貸家に対して不公平な競争である、というもの。よって、社会的住宅は低所得の人たちだけに制限されるようになりました。これが、中程度の所得の人たちが、まともな住宅を購入したり借りたりできなくなった原因の一つだといわれています。最近になってようやくこの状態を是正する動きも出てきて、アムステルダム市は二〇一八年から二〇二五年にかけて、約一万二〇〇〇軒の中所得層向けの住宅を建てると発表しました。けれど需給のバランスがとれるまで、相当な年数がかかるといわれています。

ちなみにオランダの社会的住宅の特徴は、必ずしもまちのはずれに集まっているわけでなく、分譲住宅の間にあったり、よいロケーションの場合が多いということです。

二〇一五年からは、住民グループ（とくに住宅公団の住民）が共同で管理する制度を「住宅組合」と呼ぶようになり、また実態は住宅公団であっても、住宅建設協会という以前の名称を保つところもあります。

最近まで社会的住宅は一軒につき八〇㎡を目指していたのですが、一人世帯が増加した現在、各家は三三㎡とコンパクトにし、洗濯室、同じ建物の住民が集まれる場所、共同の庭をもつタイプが増えています。住宅公団はハード面だけではなく、ソフト面のコミュニティ形成の役割ももつようになってきたわけです。住まいだけでなく「住宅環境」にかかわることも期待されるようになっています。

タイニーハウス運動でも、次の章で取り上げる「さまざまな住みかた・暮らしかた」でも、コミュニティづくりと住宅環境を重視する傾向がみられます。

マイクロハウスとタイニーハウス

タイニーハウスの話に戻ります。実質的にはマイクロハウスでも、地方自治体が積極的に「タイニーハウス」の建設にかかわるようになった点も、おそらくオランダは、他国の先を行っていると思います（「タイニーハウス」のほうが「マイクロハウス」よりセクシーな響きをもつので、自治体は「タイニーハウス」と呼びたがるのだと私は思っています）。

というわけで、マイクロハウスとタイニーハウスをひっくるめて、タイニーハウスと呼ぶことが多いのですが、正式には使い分けがあります。

オランダでマイクロハウスと呼ぶのは、おもに地方自治体が、居住権を得た難民のためとか、学生など低所得者の住宅不足の解決策として、手っ取り早く、手ごろな値段で住宅数を揃えることを目的とする、五〇㎡以下の賃貸住宅です。おもに住宅公団が実務を担当しています。いくら宅地でない土地を利用するといっても、マイクロハウスのコミュニティが電力会社やガス会社に頼らないというオフグリッドのことはまずなく、電気、水道・下水といったユーティリティのインフラは必ず完備しています。

それでも比較的廉価で質が高いうえ、スピーディに、宅地以外の場所にも設置できるし、移動も可能。マイクロハウスは、緊急性と臨時性という性質をもつ、コンパクトな住居という位置づけです。

マイクロハウス居住者は、出来合いのマイクロハウスに住んでいて、自分たち自身で設計したり建てたりすることはありません。もっともユニット式タイプを買うのなら、長さを選ぶことはできます。

どんなに小さくても一軒家は一軒家。それまで決して快適でない環境で集団生活を強いられてきた難民にとっては天国だし、一般にも居住者の評判はいいようです。

一方「ムーブメント」がつくタイニーハウスは、ピュアなタイニーハウスといってもいいかもしれません。住居そのものに加えてライフスタイルも指していて、高学歴者が選ぶことが多いようです。多くの場合、自分たちで設計するか（工科大卒の友人とかプロに）設計させる。建てるほうも自分たちでやってしまうことが多いのですが、「パパが手伝ってくれた」という大学院生居住者に会ったこともあります。

一つのコミュニティには最大一二のタイニーハウスというのが目安。それ以上になると、小グループに分かれてしまう傾向があって、コミュニティとしての連帯が保ちにくくなるそうです。コミュニティとしてタイニーハウスを建てる場合は、たいがい組合か協会という法的形態を選んでいます。

環境問題に敏感で、たいていオフグリッドを選ぶのもピュア派の傾向です。その場合、電気はソーラーパネル、水は雨水で、浄水装置とタンクを装備。トイレは、大のほうは乾燥させて肥料にし、流すほうは植物フィルターでろ過して、飲料以外に使える「グレーウォーター」となる堆肥トイレ。シャワー水を循環して洗濯機用にするとか、いろいろ工夫しています。洗剤も植物フィルターが傷まないような、環境にフレンドリーな種類しか使わないそうです。

タイニーハウスに住むのは、決していいことずくめではありません。数年前のように雨が降らない日々が続けば、友人の家にシャワーを借りにいかなくてはならないかもしれない。だからこそ、雨に感謝の念を覚えるようになるのかもしれません。

逆に雨の日ばかりだと、子どもが退屈する。それじゃ、久しぶりに祖父母訪問デーにしようか、となるかもしれません。こういったことも貴重な体験と思える人たちが、タイニーハウスに住む資格があるといえるのでしょう。

建物本体は断熱がしっかりとしたつくりで、三重ガラスの窓。タイニーハウスなので、ソーラーパネルを設置できるスペースが限られるため、冬の暖房は電気に頼れない。CO_2の問題は重々承知しながらも、効率のいい薪・木炭ストーブが選ばれることが多いようです。ペレットストーブのこともあります。

食べ物はとても自給自足にはならないけれど、菜園で野菜を栽培することならよくあるし、運がよければ果実の樹木がある土地に（数年間）家を構えることができる。二〇一九年にオランダ初のタイニーハウス・ファームが始まりましたが、ここも食物の自給自足は目的になっていないようです。

タイニーハウス居住者もマイクロハウス居住者も、ミニマリストにならざるを得ないのですが、ピュア派はモノからの解放を求めてタイニーハウスを選ぶことが多いようです。ですから私がハーフジャパニーズだと知ると、「コンマリ」を持ち出すのはスタンダード。「ワビ・サビ」を話題にしたがる人には、こっちがドギマギしてしまいます。「人生の無常を省みると、大きな家に住んだり、いっぱいモノを持ちたくなくなりますよね」と話しかけられると、私にはもう答えるすべがありません。

子連れで三週間サイクリング旅行をして、テントも含めて必要な物すべてを自転車に乗せて移動できることを体験したのがきっかけで、タイニーハウスに住むようになったという人たちには数組会いました。住宅ローンのストレスから解放されたかった、というケースもけっこう多いようです。ある母親は、タイニーハウスに住むことによって、環境に負荷をかけずに暮らせることを娘に示したかったと言っていました。

離婚して、それまで住んでいた家を売らなくてはならなかったけれど、子どもの学校のことを考えて、父親も母親も同じ地域に残りたかった。そうかといって、普通の家二軒は買うのも借りるのも負担が大きすぎる。そこで同じ地域でも別のタイニーハウスに住み、子どもはその間を行き来しているという親子に会ったこともあります。定年退職して、それまで住んでいた家よりこぢんまりと暮らしたかったけれど、アパートは性に合わないという理由で、タイニーハウスにした高齢者もいます。

アイスクライミングがいきがいで、できる限りの時間をアイスクライミングに使いたかった。安くつき、留守にするのも楽なタイニーハウスにしたので、年に六ヵ月働き、残りの六ヵ月はアイスクライミングをすることが可能になった。このように、生活費を抑えられ自由になる時間ができる、という理由でタイニーハウスを選択する人もいます。

社会全体の流れからタイニーハウス・ムーブメントを見ると、労働の柔軟化によって不安定になった所得、不動産の高騰、単身世帯の増加、消費より体験を重視するモノ離れライフスタイルなどが関連しているようです。家の面積よりも、家をとりまく環境を重視する人たちが増え、タイニーハウスは環境にやさしいし、格好いいというイメージが浸透してきたのも、タイニーハウスをポピュラーにしている要素かもしれません。

土の上に住むという感覚を再発見できるのも、貴重な側面。ほとんどのタイニーハウスにはベランダと、菜園を作る土地があるので、外気の中で過ごす時間が多くなり、コミュニティを形成しやすいのもタイニーハウスならではです。

自然へのアクセスがあることと、社会的なつながりがあることは、私たちの健康とウェルビーイングにとって大きな意味があるという調査もあるそうです。

「ちっちゃなマヨライン」の活躍

オランダのタイニーハウスの歴史は、まだタイニー。初の正規タイニーハウス居住者が現れたのは二〇一五年のことだというのに、ポジティヴヘルス・ムーブメント同様、タイニーハウス・ムーブメントも、あれよあれよという間に大発展しました。

タイニーハウスのインスピレーション源は、アメリカ。とくにハリケーン・カトリーナ（二〇〇五年）直後、サラ・スザンカが設計した三〇㎡の緊急用の家が、小さくて安くても、臨時用として建てられたものでも、高品質で恒久的に使え、愛着をもつ家になりうると証明したのが、オランダでも評価されました。

ネットで「大きな家ではなく、ベターな家」をモットーとする、スザンカのタイニーハウスを発見したマヨライン・ヨンカーは、その場でタイニーハウスをゲットすると決心しました。彼女の目標は牽引式移動が可能、つまり簡単に動かせる、環境にやさしいタイプのタイニーハウス。環境に与える足跡をできるだけ小さくすることが、彼女にとって大切だったからです。

遊休地を提供してもらい、タイニーハウスを設置する許可を得るために、マヨラインはいくつかの地方自治体と交渉しました。このような申請は初めての職員を戸惑わせ、時間はかかったのですが、アルクマールの市街地に隣接した空き地に五年間、タイニーハウスを五軒まで設置する許可をマヨラインは取得しました。条件は「アーバン・ファーミング」をすること。つまり野菜を栽培するとか、鶏、羊などを飼うこと。電気と水は利用可能、けれどガス・下水はなし。いずれにせよマヨラインは、ユーティリティ関係はすべて自給自足でやるつもりだったので、その点は問題ありません。

アルクマールは、アムステルダムから列車で四〇分の距離です。マヨラインのタイニーハウスはアルクマール駅から歩いて一〇分程度という便利なロケーションですが、水に面していてまわりが空き地なので、まったく都会的な雰囲気ではありません。マヨラインがここでタイニーハウスに住み始めてから、徐々に仲間が集まって、五軒のコミュニティになりました。

マヨラインのタイミングは決して悪くなかった。それまでの建築に関する法令は、市民を保護する意図で、住居の最低寸法とか、グリッドに接続されていることが規定されていて、それだとタイニーハウスは住宅として認められない。けれど二〇一五年に規定が改定され、本人が建て主である限り、グリッドに接続しなくてもよくなりました。それにオランダではリーズナブルな価格の住宅が極端に不足するようになったので、地方自治体は条例・規則類に関して譲歩するようになっていました。

マヨラインは「ちっちゃなマヨライン」という、ほんの一部英訳もあるホームページをつくり、タイニーハウスで暮らす体験談や、オランダとヨーロッパ諸国のタイニーハウスに関するニュースを定期的に掲載中です。

別の場所のタイニーハウスに住む仲間が理事長を務める、オランダ・タイニーハウス財団でも、マヨラインは活躍中。こちらのホームページからも地方自治体のタイニーハウス関連のプロジェクトの情報を得ることができるし、財団として、地方自治体にアドバイスしたり、講演会やワークショップを開催したりもしています。タイニーハウス居住者ブログなら、ほかにもけっこうあります。

彼女のタイニーハウスには、地方自治体も含めて見学者が絶えないので、定期的にオープンデーを計画して、ほかの日は住民たちのプライバシーを守るようにしているそうです。ほかのタイニーハウス・コミュニティも似たりよったりで、近所の人たちを招待する日とか、見学者もＯＫのオープンデーを決めています（オープンデーのスケジュールは、オランダ・タイニーハウス財団のホームページ〔https://tinyhousenederland.nl/〕で確認可）。

おそらくマヨラインは、タイニーハウス居住者としての体験やノウハウを活用して、生活の糧を得られるようになった初めてのオランダ人でしょう。オープンデーは無料ですが、講演、タイニーハウスに住みたい人たちのためのワークショップ、地方自治体のアドバイザーと、大忙し。もっともそのようにして収入を得ているのは、今や彼女だけではないようですが。

オルストバイエ自治体で計画されている、オルスターハードと呼ばれるタイニーハウス・ビレッジは、若者も高齢者も強い関心を寄せているので、世代の入り混じったコミュニティになりそうです。アルクマール市との契約が切れるタイミングで、マヨラインはここに自分のタイニーハウスを設置できることになりました。アルクマールでお隣さんだったタイニーハウス居住者も同時に同じ場所に引っ越すのが、何かと便利で心強いとのこと。オルスターハードでタイニーハウスを設置する人たちは、使用する土地を購入することになります。本人が希望しない限り今後引っ越す必要がないのは、やはり安心のようです。

政府もウォッチ

マヨラインがオランダ初の正規タイニーハウス居住者になってからほんの二年で、オランダ企業庁（RVO）が委託した定性・定量調査の報告書「小さく住む━トレンドか流行か？　マイクロ住まいとタイニーハウス住まいを深く知る視野」が巷に出るようになりました。これは、マイクロハウスあるいはタイニーハウスに住みたい人たちのためのものではありません。企業庁のこと、マイクロハウスとタイニーハウスにかかわりたい企業のための調査です。この調査のおかげとは断言はできませんが、タイニーハウスを製造する企業、設計する建築家、コンサルタントなどが、続々と名乗り出るようになりました。

報告書には、地方自治体、州政府、そして住宅公団の「小さな住まい」に関してのアンケートも含まれています。二〇一六～二〇一七年時点で、タイニーハウスあるいはマイクロハウスについて知識をもっていた回答者は二五％程度。知識をもっていたのは、住宅問題が深刻な、大規模地方自治体と住宅公団。ほとんどの回答者には「小さな住まい」プロジェクトの経験はなかったのですが、大きな地方自治体と住宅公団の中には試験的な取り組み、あるいは恒久的な住宅対策としての経験があったところもありました（現在は、おそらくどの地方自治体もタイニーハウスについて知っていて、実際に自治体内にタイニーハウスがあるところも爆発的に増えました)。

住宅公団では「小さな住まい」というと、マイクロハウスを想定しているのに対し、地方自治体ではあまりマイクロハウスとタイニーハウスを区別して考えていない。小規模な地方自治体と住宅公団は、「小さな住まい」を「取得しやすい価格の住宅」か「小世帯あるいは特殊世帯用の家」と考えているのが判明しました。

回答者の六〇%が、「小さな住まい」を住宅ニーズに対する恒久的なソリューションと考えているのに対し、約三〇%は学生向け、居住許可を得た難民向けなどの、臨時的なソリューションと見なしているとのこと。

アンケートは、ほかにも業者に役立ちそうな、さまざまな質問と回答で構成されています。

同じ二〇一七年に、内務省の協力のもと、アルメール市でタイニーハウスが展示されるようになりました。コンテストで一三種選ばれて展示されているのですが、購入者はそこに(展示場!)住むことも可能。デモ用のタイニーハウスでも、購入者が別の場所に設置したい場合はそこに運ばれてしまうので、常に全種類見られるわけではありません。それに実際に人が住んでいるので、中を覗いたりはできない。けれど敷地の外側から外観を見るなら終日OKです。もとは展示場なので、住宅環境としての雰囲気はあまりよくないと私は思うのですが、すぐ近くにはコミュニティセンターと周辺住民のための共同菜園もあって、そこで作っているジャムはおいしかった。

ガイドつきのツアーのときに、たまたま空いているハウスが展示場にあれば、中を見ることができます。名称はタイニーハウスでも、実質的には三〇㎡以下のマイクロハウス。それでも全部ソーラーパネルつきです。植物フィルターを利用するコンポスト・トイレを装備した、ユーティリティ自給型もありました。

アルメール市は、当時のアムステルダムの住宅難を緩和するために、大々的な干拓を行って一九七〇年代に生まれた都市なので、新しい建物だらけ。建築関係の実験的なプロジェクトに積極的で、少し後で紹介するタイニーハウス・ファームを含む、野心的なプロジェクトがオースターウォルド地区で進行中です。

地方自治体とタイニーハウス

二〇二一年の時点で、既存の約六〇ヵ所に加えて、約二五〇ヵ所のタイニーハウス・コミュニティが進行中か計画中だそうです。各コミュニティは五〜二五軒程度まで。住宅公団が家主の賃貸用タイニーハウスも相当あります。設置許可期間は五〜一五年で、数ヵ所は恒久的にOK。

ゼーランド州のピールという自治体では、なんと一万軒のタイニーハウスを建てる計画を二〇二一年に発表して、すでに入居が始まっています。やはり二〇二一年に発表されたのは、リンブルフ州フェンロー市周辺の六ヵ所の「自然村」計画。一ヘクタールにつき最大三軒のタイニーハウスが設置され、一〇年計画で計一〇〇〇軒となる予定です。というわけで、あまりにも急速に増えているので、フォローが追いつきません。

既存のタイニーハウスも一部は恒久的な居住OK。ハーレム市の場合は、一〇〜一五年の契約期間

ことになっています。移動できる家だからこそ可能な取り決めです。市の都合によっては、市内で引っ越してもらう中、市内をタイニーハウスの拠点にしてよいけれど、市の都合によっては、市内で引っ越してもらう

デン・ボス市の、元廃棄物収集場で進行中のプロジェクトであるミニトピアは、住む場所と働く場所になることを自治体が想定しているのがユニークな点です。元廃棄物収集場といっても、近くに小さな湖があるし、緑もけっこう豊かな場所のようです。

ミニトピアでは五年間同じ場所に居られることを前提に居住者がそれぞれ建てる一五軒のタイニーハウス以外にも、住宅公団がテスト用に五軒異なるタイプのタイニーハウスを建てて、賃貸することになっています。洗濯機、物置、自転車置き場などは共同。居住者は協会を設立して、協会として水道と電気を契約。隣接する土地には市が所有するいくつかの小さな建物があって、そこを借りて、アトリエとか仕事場にすることができるようになっています。

デン・ボス地方自治体とリゾーンの共同開発として、ミニトピアは実現しました。リゾーンは、異なる住みかたのプロジェクトを実施する組織です。全体のコンセプト以外にも、ミニトピア居住者が必要とする許可一式を揃えたのもリゾーン。すでにデン・ボス市近隣のヒューズデンで、次のミニトピアを始めることを検討中だそうです。

ナイケルク市が採用したマイクロハウスは各一〇万ユーロと決して安くはないのですが、現在建材費と労務費が高騰しているので、十分見合うとのこと。スネーク市では、ティンハ地区に、二階建てで、三九㎡のハイマンスというタイプのマイクロハウスを建て、家賃補助を申請できる月五九二ユーロという低額の家賃で、低所得者を対象に貸す予定です。

所有形式がハイブリッドのこともあります。フリースランド州のティッチャクステラデール地方自治体のヒューデハライプ村では、自治体は各一七〇㎡の敷地に、五軒同じデザインのタイニーハウスを建てました。オランダ初のタイニーハウス通りということで、大評判になりました。

ミルホーム社の設計・建築によるこの家は、三・五メートルと幅が広いので、個人所有者がトレーラーに載せて動かすことはできないのですが、宅地まで運搬することは可能。一見普通の家のようです。既存の住宅地に隣接していて、五年の試験期間ということでオープンしました。果たして近所の住民とうまくやっていけるかどうかを確認するための期間だそうです。

土台に固定し、下水道などを通すことによって、ここのタイニーハウスは不動産、つまり一般の家として扱うことができます。したがって居住者は住宅ローンを組むことができ、月三〇〇ユーロを支払う。地方自治体が希望すれば、五年経過後から土地を買い戻すことができる契約です。その場合は、設置されたタイニーハウスの製造会社（ミルホーム）が、家を買い戻すことを保証しています。

この地方自治体の住宅政策とは、できるかぎり住民が主導権をもつこと。タイニーハウス通りプロジェクトは、住民であるヘラルド・ダイクストラのアイデアでした。一般市民もほかの地方自治体も強い関心をもっているし、タイニーハウス通りの住民と近隣の住民の関係もうまくいっているらしいので、このプロジェクトは継続され、別の場所でも展開されるような気がします。

地方自治体の土地ではなく、企業の遊休地を使わせてもらっているケースもあります。スキャンダルのあったある建設会社は、タイニーハウスはイメージがいいというので、タイニーハウスのコミュニティに二年間遊休地を提供しました。二〇二〇年に二年間の期限が切れると、一三のタイニーハウスで構成されていたこの「タイニービレッジ・クラインハウザン」は、別の敷地に、コミュニティとして引っ越すことができました。それまで住んでいた場所は、引っ越し後、まるで誰も住んでいなかったかのようにチリ一つ落ちていなかったそうです。

一般に地方自治体が建てるマイクロハウスは臨時用で、比較的廉価、オランダにしてはとても早く、一年程度ですべての手続き・設置を終了できます。とはいえプレハブのマイクロハウス自体は三〇年以上もつはずなので、設置許可は一定の期間に制限されていても、その後別の場所に移すなり、売ることができることになります。

それに自治体が土地の所有者の場合でも、個人が所有者の場合でも、当初の許可期限（たいてい一〇年以内）が延長されることは大いに考えられるのがオランダです。いくら「臨時用」といっても、鎮座し続けられる可能性はけっこう高い。ただしその場合（理論的には）、土地用途を正式に変更しなくてはならないそうです。というわけで建前は臨時でも、長期間の使用に耐えられることを想定し、環境にもやさしいように、マイクロハウスとタイニーハウスには高い品質が求められています。

住めば都。住み慣れた場所からは誰も去りたくないけれど、少なくとも家と一緒に移転できるのであれば、アットホーム感は失われないかもしれません。

自分が所有あるいはリースしている土地に、普通の家の代わりにタイニーハウスを建てさせることもできるし、B&B用に購入した人もいます。タイニーハウスがあまりにもポピュラーになってきたので、タイニーハウス・バカンス村もできました。けれどピュアなタイニーハウス信奉者は、あくまでも年間通じて、環境にフレンドリーでミニマリストの生活をする場、コミュニティのつながりをもてる場としてタイニーハウスを捉えています。

地方自治体はタイニーハウスに積極的になっているし、一緒に組合を設立してタイニーハウス村を始めようという呼びかけも多数。タイニーハウスのホームベースとなる地方自治体は、これからも増え続けることでしょう。

地方自治体へのアドバイス

地方自治体を巻き込まずに、正規にタイニーハウスに住むことはできません。社会支援法のもと、地方自治体は従来以上に住宅政策にかかわらなくてはならない。全国の地方自治体は、今日のニーズと理想にマッチしたタイニーハウスに、さらに注目していくと思います。

タイニーハウス導入を検討する地方自治体に対する、マヨラインのアドバイス。

- 小規模で試験的に始める。
- 法規制は柔軟に解釈する。
- 必要に応じて、申請者のガイダンスを行う。
- タイニーハウスはまちのど真ん中より、周辺部のほうが適切。
- 居住者の責任感と積極的な取り組みが成功の鍵。
- 地方自治体の責任範囲と市場・居住者の責任範囲を明確にする。

オランダ・タイニーハウス財団では、以下について地方自治体の担当者を支援できると宣伝中。

- タイニーハウスの法規定上の位置づけを確認。
- 地方自治体内のほかの関係者を、タイニーハウスのファンにすること。
- タイニーハウスの対象者を決め、希望する居住者を得るためのコーチング。
- タイニーハウス導入プロセスの説明。
- タイニーハウス用ロケーションの要件の説明。

またこの財団は、お互い「異なる言語を話す」居住希望者と地方自治体の橋渡し役も引き受けているそうです。

タイニーハウス大繁盛

地方自治体にとっても個人としても、タイニーハウスだけがクリエイティブな住宅問題の対策ではないのですが、タイニーハウスの要素や思想は、さまざまなタイプのイノベーティブな住宅の形態に反映されてきているようです。

タイニーハウスの原点には、「今まで懐が許す限り大きな家を求めていたけれど、果たして大きな家は本当に必要なのだろうか?」という反省があるし、営利事業を行う開発会社に、お仕着せの家をあてがわれることに対する市民の抵抗もあります。

次節のオースターウォルドのプロジェクトのように、家は必ずしもタイニーでなくても、水道・下水・電気のインフラのない、エネルギー自立を目指すところもあります。共同の菜園や設備をもつことによって、「村意識」ができることを重視するプロジェクトも増加中。

都会では、まともな住宅は手が出なくなった。フレキシ（ブル）労働とフレキシ勤務時間を反映して、テレワークがコロナで増えた。それで交通の便がよい場所より、健康的な環境を優先する傾向になってきているのかもしれません。こういったところも、タイニーハウスの思想と関係があるようです。

オランダではタイニーハウスのことを知らない人たちがほとんどだと思っていたら、二〇二一年秋、新しいテレビ番組が始まりました。番組名はなんと「タイニーハウス・バトル」。

二チームが一週間以内に二万五〇〇〇ユーロの予算でタイニーハウスを作り（チーム内の人件費はカウントしない）、タイニーハウスを購入する人が選んだほうを作ったチームが勝ち、という内容です。果たしてこの番組がタイニーハウスの思想を反映しているかどうか疑問ですが、タイニーハウスがポピュラーになったということはよく表れていると思います。ちなみに選ばれなかったタイニーハウスは、一般に売り出されるそうです。

「タイニーハウス・バトル」の各チームの予算は二万五〇〇〇ユーロだといっても、マヨラインに言わせると、この額が平均的なタイニーハウスの値段だと思ったら大間違い。資材費も建築関係の人件費も、一年半で三割も高騰した二〇二一年の時点では以下が相場とのこと。

すべて自分で作る場合：二万五〇〇〇ユーロから
骨組みだけ作らせる場合：二万五〇〇〇ユーロから
できあい、オングリッド：五万ユーロから
できあい、オフグリッド：六万五〇〇〇ユーロから

恒久的に設置できるタイニーハウスだと、基礎も含めて一〇万ユーロ程度。

さらに土地のコスト、公証人コストなどがかかるのですが、小さいながらも、断熱がしっかりしている省エネタイプの立派な家になるわけです。一戸建てではない、テラスハウスタイプの家でも、現在四〇万ユーロはみなくてはならないので、やはり安いことは安い。けれどタイニーハウスはお金の問題だけではありません。環境にやさしく、自由で健康な生活を可能にしながら、さらにコミュニティとしてのつながりもある。その理想のために、タイニーハウスが存在するといえるようです。

オースターウォルドの野心

アルメールは、アムステルダムから鉄道あるいは車で三〇分の距離にあります。二〇世紀の大干拓事業の成果で、オランダで最も新しい州にある、新しい都市です。オランダで最初に積極的にタイニーハウスを導入して、恒久的なタイニーハウスの展示がある自治体でもあります。まわりに未開発の土地があるので、新しいタイプの建築・コミュニティづくりのパイオニア的存在となっています。

アルメール地方自治体に属するオースターウォルドは、アルメール市の郊外にあります。二〇一二年に実施が決まった、複数のイニシアティブから構成される大規模住宅・コミュニティ開発はここを舞台に始まり、ある段階からゼーウォルデという隣接する地方自治体も巻き込んで、当分の間続く予定です。

これは自給自足と有機的成長がテーマの、居住者主導の開発という新しいアプローチです。イノベーティブであることと多様性も、この開発で大切な価値です。

それぞれの区画内には、宅地への道路もなければ、下水道も電気もない。その区画内の土地を買った将来の居住者同士で、各自の敷地への道路をどのように作るか、どのように利便性を確保するか決めるのが、ここが居住者主導といわれる根拠です。ですから当然時間はかかる。とてもかかります。

通常オランダでは、住宅の構造に関する規定以外に、家の設計・外観にも厳しい規制があって、ちょっと改築するにも地方自治体の委員会の許可が必要となります。オースターウォルドではそのような委員会の承認を得る必要がなく、まったく自由に設計できるのがユニークな点です。イニシアティブの種類によっては、各家が完全に自由な設計である場合もあれば、一つの区画を一定のテーマで統一することもあります。

ただしルールはあります。イニシアティブの一つである、タイニーハウス・ファームを例にとってみましょう。

まずここも、購入者が決まってから入居まで何年もかかりました。二〇一八年初夏にタイニーハウス・ファームのことを聞いて私が見にいったとき、購入者が決まってから数年たっていたはずなのに、なーんにも建造物はありませんでした。けれどいったん建てる段階になると、さすがタイニーハウス、早かったようで、二〇一九年のうちに入居開始までこぎつけていました。

合計三一軒で構成されるタイニーハウス・ファームでは、各自六〇〇㎡あるいは九〇〇㎡の土地を所有するのですが、土地の半分は「アーバン・ファーミング」にあてることが要件の一つとなっています。羊、馬、鶏などを飼うとか、果樹園にするとか、野菜栽培をしなくてはいけないわけです。土地の四分の一は共同の道などにあてる。家の面積は、買った土地の四分の一まで。

共同の建物もあって、そこにジム、洗濯機・乾燥機置き場や、タイニーハウス・ファームの住民が集まることができるスペースがあります。共同建物の横にあるのは、この区画のすべての家の浄水装置である大きな植物フィルター。

「エコ」というのは正式な要件ではないのですが、エネルギー自給は当然とされているようです。タイニーハウス・ファームだけでなく、一般にオースターウォルドには環境に強い関心をもっている人たちが集まるので、自然にエコ要素が加わってくるのでしょう。

タイニーハウス・ファームの住民の一人が、引退した地域開発者のダーン・フルーハー。「ミスター・オースターウォルド」といわれるように、ここの開発に深くかかわっていて、FutureHomeConceptsという会社で、将来の住宅形態を考え、個人あるいはグループとして宅地開発をしたい人たちのコンサルタントもしています。

上記のルールでは、タイニーハウス・ファームで九〇〇㎡の土地を購入した場合、一一二㎡あまりの家を建てることが可能。実際にこの最大枠を使って建てられた家があって、そうなると「タイニーハウス」とはいいがたい（一番小さいのは三五㎡）。このプロジェクト全体にいえることは、家はユニークだけれど、必ずしもタイニーでないというのが、フルーハーの意見です。次のタイニーハウス・ファームのプロジェクトでは、敷地は各六〇〇㎡に統一すべきというのが、彼のアドバイス。

ちなみにタイニーハウス・ファームより一足先に完成した（けれどやはり何年もかかった）、「菜園」を意味するムスタウンというイニシアティブは、一五〇〇㎡ずつの敷地です。建物はインダストリアルっぽいオランダデザインで、数種類から選択できるようになっていました。

次に実現が想定されているのは、タイニーハウス・ファームの家より小さい、三〇㎡と五〇㎡の、ミルホーム社による、タイニーロフトという名称のタイニーハウス群。二五人の居住が予定されているとのこと。

一方、エコ村・ボルダービューレンは、ロマンティックなスウェーデン風の建物群をイメージしています。一六〇㎡の大きめの家と、四〇㎡の小さめの家の合計二二軒の組み合わせで、さまざまな家族構成、年齢層の住民が想定されています。購入できる宅地がさらに広く、家の設計がまったく自由な場合でも、買った土地の八分の一は共同道路にあてなくてはいけないし、アーバン・ファーミングも必須となっています。

どのイニシアティブにしろ、誰もがオースターウォルドに根づくのに向いているわけではありません。共同道路のことで「きりなく話し合わなくてはならない」のに嫌気がさして、やめてしまった人もいます。けれどそれだけに入居まで持ち込むことができれば、価値観を共有し、強いつながりのあるコミュニティになれるということでしょうか。

廉価な土地、ただしそこの住民となる土地の所有者たち自身が、インフラの責任をもつ。

オースターウォルドの市民主導型の開発は、金融危機のため、商業的な開発会社が地方自治体の土地に飛びつかなかったからこそ、実現できたようです。当初どの程度希望者が集まるか見当がつかなかったというのに、入手可能な価格で、時間をかけても自分たちらしい住まいとコミュニティが欲しいという人たちは多く、オースターウォルドの各イニシアティブには待機リストがあるそうです。ところがこの成功にも落とし穴あり。

当初、一㎡二九ユーロだった土地価格は、ある時点で四三ユーロまで上がってしまいました。オースターウォルドへの関心があまりにも強いので、二〇一八年に地方自治体は、土地価格を「時価」にするということで、一気に七四ユーロにしました。

そうなると富裕層しかオースターウォルドに住めなくなるか、あるいは羽振りがよくなった開発会社が、アムステルダムに近いというので、ここに大規模プロジェクトを展開したがるかもしれない。

土地価格は市議会で再検討するということですが、多様性あるコミュニティづくりを視野に入れた住民主導型という当初のアプローチが、脅かされるかもしれないことになったのです。

内務省は、市民主導型の土地開発を肯定的に捉えるスタンスです。内務省の都市計画者ジャクリーン・テリンハさんは、地方自治体の土地が利用可能になったときに備えて、各自治体は、個人として開発に携わりたい人たちを登録するシステムをもつべきと提案しています。

タイニーシェルター

いくらタイニーでも自分の家をもてる人たちはラッキーといえます。まったく住む場所がないのが、ホームレス。

一九九〇年生まれのバス・ティマーは、すでに国際的に注目されているファッションデザイナーです。寒くなるとホームレスを受け入れるシェルターが満員だったため、顔見知りだったホームレスが凍死したのが、彼にとって大ショックでした。ホームレスが絶対に凍死しないようにという願いをこめて彼がデザインしたのは、シェルタースーツ。

これは防水のジャケットに下の部分を合わせると、枕つきのスリーピングバッグになるデザインで、専用のバックパックに入れて持ち歩けるようになっています。オランダをはじめヨーロッパとアメリカのホームレスに無料配布中。レスボスの難民キャンプにいる子どもたちのための、子ども用も作って配布しています。

これが持続性のあるプロジェクトになったのは、バスがシェルタースーツ財団を立ち上げ、チャリティ団体のBコープと高級ブランドのクロエのコラボが実現したからです。シェルタースーツの超高級バージョンも、ハイファッションとして購入可能ですが、クロエが販売するバスの作品のメインはバックパック。表はリサイクル材料を使用し、内側はクロエの以前のシーズンから残った繊維という、アップサイクル品です。日本での売価は約一〇万円！　財団として得る寄付金もありますが、クロエのバッグが一個売れると二人のホームレスにシェルタースーツを渡すことができる。縫製はバスの地元のエンスカデー市ですが、おもにシリアからの元難民に職場とスキルを学ぶ機会を提供しています。シリアでも読み書きができなかった人たちですが、ここでオランダ語を学ぶこともできるそうです。

バスが南アフリカで始めたのは、暖かい国で使える、シェルタースーツの軽バージョンである「シェルターバッグ」。こちらはスリーピングバッグではなく、一人用のテントとマットレスの組み合わせで、簡単にダッフルバッグとして丸めることができます。ケープタウンで始めたのですが、南アフリカ各地で展開する予定だそうです。シェルターバッグの縫製を担当するのは元ホームレスだった女性たちで、この仕事によって自立した生活ができるようになったとのこと。

タイム誌は二〇二〇年、バスを「次世代のリーダー」に選出しました。数年間シェルタースーツの「奴隷」だったバスですが、二〇二二年から本職であるファッションのデザインを再開して、自分自身のブランドを確立するのが彼の次のステップ。そこから得る利益で、照明などさまざまなタイプの新しい高品質の製品やアプリをホームレスのために作って、配布する計画です。

実はバス自身も一種のホームレスなのです。パリにはクロエの豪華ビル内にアトリエがあるのですが、しょっちゅう世界中を回ってホテル住まいがメインであることもあって、オランダでの「住み家」は、友人の両親の家の物置。彼がよく思うのは、保健省の大臣をはじめ、誰もがシェルタースーツを褒めてくれるけれど、もともとなぜシェルタースーツなどが必要なのだろうかということ。それといくら写真を見ても、ホームレスや難民キャンプにいる人たちの「臭い」は絶対にわからないよ、ということ。

6章　さまざまな住みかた・暮らしかた

新しい住みかた・暮らしかたへ

通りやまちを含む私たちの住宅環境は、誰かさんの利益とか交通の流れを中心に整備されているように見える。コミュニティを育てるとか、健康、住む喜びを十分に考慮していない。こんな環境は身体と精神にヘルシーなのだろうか？

昔は周辺で入手した資材で家を建てていたから、環境とのバランス感があったし、家に「霊」を吹き込むことができていたようだった。今よりもっと自分らしくて、環境にもやさしい家に住めないものかな？

世界も自分も常に変わりゆく。なぜ家だけが何十年も変わらずに同じ場所に固定されていなくてはならないのだろう？

自分が住んでいるところは何となくもの足りない。人とのやりとりが少ない。

現代人が住まいに関して抱くさまざまな想いに対する答えが、タイニーハウス・コミュニティをはじめとする、この章で取り上げる多様な住みかたと暮らしかたのような気がします。新しい住みかた（あるいは昔のリバイバル）には、コミュニティに属することによる社会とのつながりや、本人主導など、ポジティヴヘルス精神が表れているし、「とにかくやってみる」精神も、ポジティヴヘルスっぽいと思います。

もう一つ大切な点。たいていの場合、条件が同等の通常タイプの賃貸・不動産取得より安くあがるということ。金銭的なプレッシャーが減るということは、ストレスが減るということ。これも健康にいい！

アメリカで送った私の学生時代は、コミューンという住みかたが最盛期でした。たいがい一軒の家を共同で借りて、個室なしで、毎晩適当な場所に寝る。食事は順番で作り、掃除も全員で分担するというのが基本的なかたちでした。当時のコミューンは、トイレ掃除や、誰がトイレットペーパーを買い足すかで空中分解する傾向がありましたが、現代オランダのコミューンっぽい住みかた・暮らしかたはもっと大人。少しずつ紹介していきます。

コミュニティ菜園から住宅建設組合へ

多くのヨーロッパ諸国では、二一世紀に入っても住宅建設組合は健在だというのに、ネオリベラリズムのもと、オランダの住宅建設組合や住宅建設協会は住宅公団となって、相当商業化されてしまいました。最近では共同で賃貸不動産を管理する組織を「住宅組合」ということもあります。けれどピュアな住宅組合、カムバック中です！

二〇一四年のある日、ハーグ市のロッハベーン通りにある社会的住宅の住民たちは、自分たちが作った菜園のオープニングを祝うドリンクを楽しんでいました。池も、テラスも自分たちで作ったのが彼らの誇り。

一つだけ気がかりだったのは、菜園を作っている最中に、家主のハーフ・ヴォーネン住宅公団が、この通りの社会的住宅の約半分を取り壊す予定だと知らせてきたことでした。共同プロジェクトを終えて急に連帯感が強くなったのが、バネとなったのかもしれません。菜園の提案者ハノ・ファン・メーヘーレンが、「力を合わせれば菜園ができたし、これからもこの菜園は自分たちで管理していくんじゃないか。それだったら、力を合わせれば、この通りの家も自分たちのものにできるんじゃないのかな」と言うと、まわりにいた者たちは、「いい考えじゃないか、ハノ。そのアイデアをちょっと紙にまとめてくれれば、それをもとにアクションだ！」とけしかけました。

三年かけてみなで考え、ロビー活動を行い、地方自治体から政府、そして銀行と話し合いを重ねた結果、この通りの住民たちは、オランダで初めて、住宅公団の賃貸者グループとして、公団からまとめて家を買えるようになったのです。

これが可能だったのは、二〇一三年の住宅法改正のおかげでした。低所得者自身が家の所有者になれたオリジナル住宅建設組合が存在しなくなったことを嘆く、当時国会議員だったアードリ・ダウヴェスタインが、補助金制度を盛り込むなどして、社会的住宅の住民が、住んでいる家を公団から共同購入できる可能性を拡大させたのです(彼はアルメール市の助役時代、オースターウォルド・プロジェクトなど、アルメールの住宅・都市計画におけるイノベーションの促進者でした)。

実はこの新しい法律があっても、それに公団のほうでは売りたがっていても、ロッハベーン通りの住民たちが、住宅建設組合として家を購入するのは当初不可能のようでした。というのも公団は時価でしか所有物件を売ることが許されず、そうなると、住民の懐ではとうてい賄えなかったのです。

ただし公団同士では、時価の半額まで割り引いて所有物件を売買できるというルールがありました。プラットフォーム31という、都市・地域のトレンドを研究するナレッジ・ネットワークセンターの支援を得てロビー活動を行った結果、彼らの住宅建設組合を臨時に住宅公団と見なしてもらうことによって、獲得に成功!

住宅公団あるいは自治体が所有する不動産を売る際、最も金銭的な利益をもたらす先に売るか、あるいは最も大きな社会的価値を創出する先に売るかの選択肢があります。できる限り利益を上げるというのは、公共資産の価値を高めることだから、決して悪いことではない。一方、公共資産というのは市民のものなのだから、住民の意思を尊重することにも社会的価値がある。したがって双方のメリット・デメリットを天秤にかけるべき、というのが建前です。

一般に現実はどうかというと、オースターウォルドがそうであったように、商業的な開発会社にとって景気がよいとき、つまり住宅組合として住民が支払える額よりずっと上乗せできるときは、開発会社に売られ、そうでないときは、住宅建設組合あるいはCPO(将来の住民たち自身が共同開発者となる協会)を売り先として選ぶ傾向があるようです。少し先でアムステルダム市の新政策で説明するように、社会的価値を尊重する兆しはみられますが。

実はリバイバル住宅建設組合を最も多く利用するのは低所得者層ではなく、中間レベルの所得者層です。なぜかといえば、以前は中程度の所得でも社会的住宅入居の資格を得ることができたのですが、現在の規定となってから、社会的住宅に入居するには彼らの収入は高すぎる。そうかといって不動産が高騰した結果、自由市場で適当な家を買うのは無理だし、手ごろな家賃の貸家なんて見当たらない。個人として買うより、住宅建設組合のほうが各自の購入額が低めになるので、不動産購入が可能になる。というわけで、高学歴ダブルキャリアのカップルでも、住宅建設組合に参加する次第となったのです。

とはいえ資金的なメリットだけが大切なわけでなく、住宅建設組合を設立するのは、環境問題に関心のある者同士とか、共同で舞台をもちたい演劇仲間とか、『オランダ発ポジティヴヘルス』7章で紹介したような、アクティブな老後を過ごしたい高齢者グループというように、共通の理想をもっている人たちが主流です。

住宅公団が提供する低所得者用のアパートを借りる資格があっても、住宅建設組合に参加するケースもあります。たとえば足が不自由なのにエレベーターがないとか、住みたいエリアではないというように、住宅公団が提供する住宅が自分の希望にマッチしない場合。住宅公団の低所得者向け住宅の家賃は規制されていますが、それでも家賃給付金がなくては賄えないこともある。住宅建設組合として家を建てるとか、次に説明するヴォーンヘメーンスハップとして住宅公団から借りるほうが、安上がりになることもあるのです。

比較的安く住宅を確保できるだけでなく、住宅建設組合やコミュニティタイプの住みかたであれば、入居後も共同管理なので、メンテナンスが効率的。助け合う仲間がいるということは、孤独の解消にもなります。もちろん問題が発生することもあります。けれどそれはどこに、どのようなかたちで住んでも同じこと。

コーハウジングの再出発

各自独立したスペースをもつけれど、共同の場もあって、ほかの居住者とゆるやかなつながりをもちながら生活できる住宅、あるいは住宅群であるのがコーハウジング。オランダでは今日「ヴォーンヘメーンスハップ」(暮らしのコミュニティ)と呼ばれていますが、原点は中世の「ホッフィエ」です。外側が壁で囲まれた四角の敷地、通り側からの入り口は一つか二つ。内側の中心は共同の庭で、この庭を囲んで小住宅が連なっているのが、ホッフィエの基本的な設計です。貧しい人たちや引退した召使などが住む場所として、教会とか富裕層の寄付で賄われていたのがスタートでした。現在もこのデザインコンセプトは多くの場で適用されていて、とくに高齢者のヴォーンヘメーンスハップでよくみられるし、名前に「ホッフィエ」あるいは「ホフ」がつくところもよくあります。

ヴォーンヘメーンスハップのもう一つのルーツは、一九七〇年代から八〇年代にかけて盛んだった不法占拠(無断占拠)です。オランダ語で不法占拠は「クラーク」で、不法占拠者は「クラーカー」と呼びます。ただややこしいことに、オランダでは合法的な不法占拠も以前は可能でした。当時とくにすごかったのはアムステルダムのクラーク運動。住宅難だというのに、市の中心地には空いていた大きな建物がけっこうありました。投機目的で買われたため建て直しを待っているなど、さまざまな理由で空いていた物件を、おもに若者たちが占拠して、共同生活の場にしたのです。当時の法律では、一年以上空いている建物に、ベッド、テーブルと椅子を置いて二四時間住んで反対者が現れなければ、所有者のほうが必要であることを証明するか、そこに住むのが危険でない限り、住んでよいことになっていたのです。ただし所有権は変わりませんでした（この法律は、新自由主義が主流となった二〇一〇年に廃止されました）。

当時芸術家のたまり場になった建物もあれば、不法占拠者が運営する印刷所とかレンタカー会社が所在する建物もありました。この場合レンタカー会社といっても、使用者は決められた場所から車の鍵を取り出して、使い終わったら戻し、規定額の現金を箱に入れておくというやり方でした。

まだめずらしかったオーガニック・レストランの商売を始めたところもありましたが、そこでは客は、いつ何が出るかさっぱりわからないけれど、品切れにならないことを願いながら、お金を払ってじっと待っていなくてはならなかった。ある大きな倉庫を不法占拠したグループは、伝説的な大パーティを開催するので有名だったのですが、そこでは誰かが買ったドリンクを踊りながら回し飲みするのが当たり前だと聞きました。

そのうち不法占拠は必ずしも空きビル・空き大邸宅とは限らず、ちょっとの期間でも家を空けていると、乗っ取られてしまうという恐怖が一般市民の間で育ってきました。当時アムステルダムの裏通りを歩いていたら、ある小さな靴修繕屋のドアに、「私は今入院中です。いつ退院できるかわかりませんが、どうか不法占拠しないでください」という、懇願のメッセージがあったのが忘れられません。明け渡しを要求されると、それに抵抗する不法占拠者と警察の間で市街戦のようになったこともありました。けっこうすさまじかったです。それに懲りたせいかどうかわからないし、ここがまたオランダ的なのですが、アムステルダムでは、市が所有する一部の建物に、不法占拠者が合法的に住めるようになりました。約一〇年前にもそういうところを見学できたので、一九七〇年代から八〇年代の不法占拠者の一部は、今や高齢者になってもそういったところに住み続けているようです。

警察とクラーカーの間では、クラーカーが負けたように見えたのですが、クラーク運動は、住宅に関する政治の動きに大きな影響を与えて、若者や低所得者にとって住みやすい住宅が増えたことはたしかです。こういう背景もあるので、ヴォーンヘメーンスハップには、今でもアナーキーっぽい下味がうっすら残っているのかもしれません。

空いている建物の存在、住宅難、クラーカーの存在、クラーカーを支援する社会的状況という、四つの前提が不法占拠にはあるといわれています。現在この条件が揃っているということを、二〇二一年に起こった不法占拠のカムバックが示しました。

オランダでもいまだにアムステルダムの住宅問題が最もひどく、住む場所がないので、教員も看護師も市内の求人に応じなくなっています。そういう背景があるところに、アムステルダム市ど真ん中の、元安いホステルだったホテル・モッカム（あるいは通りの名を使ってホテル・マーニックス）の建物が売却され、ほぼ二年空いていたところに、不法占拠されたのです。ただし不法占拠を合法化する可能性のある法律は、もうなくなっていました。

不法占拠者は、アムステルダムで育った友だち同士の、けっこうインテリっぽい若者たち。不動産が高騰した結果、「自分たち」のまちにもう住めなくなったのを不合理に思い、誰も使っていない場所を使わせていただこうという意図だったのです。約二〇人の彼ら・彼女らは、鳥の糞だらけだった建物を掃除し、床を安全な状態にしたり、ペンキを塗ってすてきなスペースにしたりしました。ここを自分たちの住まいにするだけではなく、不法占拠中、「この場所を市民に返せ」の旗を掲げて、毎日のように映画の鑑賞会とか、ディスカッション・カフェとか、六〇人のアーティストによる「ベッド、椅子、テーブル」をテーマとした作品の展覧会を開催して、誰でも気軽に立ち寄れるアムステルダムの「オープンリビンググルーム」にしました。若者たちが様子を見にきたり、近所の中年・高齢の住民が差し入れしてくれたり。ソーシャルメディアはエールを送り続けてくれました（三〇分のドキュメンタリー映画で様子を知ることができます〔https://video.vice.com/nl/video/mokum-kraakt/6229bd2fa0a7c152265d5976〕）。

狙いはアムステルダムを、金持ちと観光客が幅をきかす「モノカルチャー」のまちから、さまざまな背景の人たちが出入りできて、多様性に満ちた「マルチカルチャー」のまちに戻すこと。そして、以前のように、まちの中心地でも、いろいろとイノベーティブなことを試す場所を確保できるようにすることでした。

周辺の大人たちは同情的でした。一方、一般の学生は好奇心からそこを訪れても、自分たちは高い家賃を払っているのに、不法占拠者は無料で住んでいて不公平と思う者もいたとのこと。

あるジャーナリストによると、現在の高齢者は、一九六〇年代から八〇年代にかけての学生運動や、女性解放運動の洗礼を受けているので、今でもさまざまなタイプの市民運動に好意的。一方オランダで新自由主義がはびこるようになってから生まれ育った三〇歳以下の若者は、個人の所有権は何にもまして尊重されるべきという考えかたが沁みついている。だから自動車を盗むのも、空いているからといって誰かが所有する建物に住みついてしまうのも、同等に所有権の侵害と見なす。資本を人権と同じレベル、市場と立憲国家も同じレベルと見なしているというのです。まともな住まいは憲法で守られている人権の一環であること、車はそうでないということは、彼らには関係ないようです。

すぐに立ち退きを要求されるかもしれないという想定のもと、ホテル・モッカムのクラークは始まったのですが、若者たちがここに住み出して六週間後に、立ち退き要求がきました。クラークカーたちは略式裁判手続をとったのですが、建物は住むのに安全でないという理由で、クラークカーの撤去を命じ、所有者の権利を尊重する判決となりました。

明け渡し日の二〇二一年一一月二七日、数十年前の市街戦のようだった不法占拠者たちとの対決がトラウマとして残っていたらしいアムステルダム市は、不法占拠者一人に対し二人の警官を現場に送りました。けれど一九八〇年代とは異なり、モロトフカクテルもなければ、バリケードもなし、不法占拠者たちは黒フードと黒マスク姿でもありませんでした。建物の前に停めてあった車に自分たちを鎖で巻きつけた数人もいましたが、彼らはグループとして待機して、きちんと明け渡しを完了。暴力はほとんどなしで、警察が予期したようなドラマにはならなかったわけです。

ホテル・モッカムほど有名ではありませんが、不法占拠は現在もほとんどの都市で実施されています。「クラーク相談室」も各地にあって、口頭でノウハウを伝授するだけでなく、現場で支援してくれることもあります。クラーク不動産で生まれ、大学生になった今日までクラーク不動産以外に住んだことがないという女性がテレビに出ていたくらいですから、クラークはオランダの伝統といってもいいのかもしれません。

不動産を半年以上空けたままにするのであれば、所有者あるいは管理人は自治体に報告する義務があるのですが、その際アンチ・クラーク規定を採用することもあります。アンチ・クラーク規定というのは、安い「代償金」で、一定の条件のもと最高五年まで空いている建物に希望者を住まわすことができるという規定です（「家賃」というと賃貸になり、賃貸者の権利がかかわるので、「代償金」という名称になっています）。

新自由主義、イコール市場主義というのは、「消費者」のためであって、「市民」のためではない。それならオランダは誰のため、何のためにあるの？　ということになります。住み慣れたまちから住民を追い出すことになっても、所有権を守るほうが大切なのだろうか？

元労働党の政治家ヘルマン・チェエンク・ヴィリンクは、「個人主義に基づく市場主義は、社会（一般の利益）のためになっていない。したがって民主主義に反し、オランダをここまで導いてきた価値観と基準に反する」と、『政府は危機に打ち勝つことができるのだろうか』という著書で主張しました。

一九七〇年代、八〇年代の不法占拠運動によって、突破口ができたと当時は感じられていました。政府はかなり社会的住宅に投資するようになったし、いくつかの若者たちの試みが、事業として定着しました。経済的な効率性、生産性とか成長には、マイナス面があるということも市民は学ぶことができたのです。

それから五〇年近くたってからのホテル・モッカム不法占拠は、どのような遺産を残してくれるかまだわかりません。公式・非公式の所有権というのは比較的新しい概念で、社会が作ったもの。だからこの所有権の概念によって起きる現在の住宅難や貧富の格差拡大トレンドは、社会が変えることができるはずだという「希望」の象徴になりうるでしょうか。いずれにせよ二〇二二年三月の地方自治体の選挙では、アムステルダム市で最も大きな政党、そしてその次の政党となったのは、新自由主義に真っ向から対抗する左寄りの政党でした。

ヴォーンヘメーンスハップのかたち

コーハウジングにはヴォーンヘメーンスハップという名称以外にも、ヴォーンフルップ（暮らしのグループ）、コレクティフヴォーネン（集団暮らし）などの名称があります。一つの家を共有し、各自の個室プラス共同の場という場合は、たいがいヴォーンフルップと呼ばれています。

ヴォーンヘメーンスハップの主流は、独立した住宅の集まりプラス共同の場。

組合・協会という形態で、居住者が共同で家あるいは複数の家を購入する場合もありますが、ヴォーンフルップとヴォーンヘメーンスハップは賃貸が主流のようです。社会的住宅に住む権利があるのであれば、住宅公団に働きかけて、建てる物件の一部をヴォーンヘメーンスハップ用にしてもらうこともあります。

全国中心的暮らし協会（LVCW）は、なぜ「中心的暮らし」なのかといえば、共同の庭あるいはリビングルームなどが中心となっている住みかたを指しているからです。

この団体は、全国のヴォーンヘメーンスハップの数を一万程度と推定していますが、詳細を把握しているのは八〇〇強（二〇一八年）。そのうち三〇〇は高齢者の暮らしの場。年間約一〇〇軒ずつ増加しているとLVCWは見ていても、登録されるのはほんの一部だそうです。

オランダにもマイクロアパートメント（あるいはマイクロフラット）と呼ばれる、小さな独立したスタジオアパートに共同スペースがあって、ある程度のコミュニティ意識をもつ一種のコーハウジングがあります。けれどマイクロアパートメントは場所を重視した都心型。若いプロフェッショナルを対象とする完全に商業的な賃貸で、住民が共同管理をするわけではないし、ヴォーンヘメーンスハップとは呼びません。

フローニンゲン州のクロースタービューレンや、フリースランド州のイルンスムのように、小さな村の唯一のナーシングホームの閉鎖（前者）、あるいは高齢者住宅の解体が決定されて（後者）、村民主導で、新しいタイプのコミュニティ志向の住宅群を作るケースもあります。不動産の高騰で個人としては手が出なくなったとか、一つの理想を中心としたコミュニティを形成したい場合が多いようです。

このように市民自身が、住宅環境の解決策を実現していくトレンドは明らかに広がっています。その一つのかたちが住宅建設組合なのですが、農業、労働、保険、食料確保、ケアなどにおいて、協同組合という形態が採用されることが増えていて、第三次協同組合運動の時期だといわれることもあります。第一次は中世のギルドや堤防組合や村の協同牧場制度など。第二次が今日の大銀行や大保険会社のルーツである、一九世紀の労働組合や農業協同組合です。現在の第三次協同組合運動では、営利企業と比べて組合の社会的な側面が強調されているのが、今日の行きすぎ市場主義に対する反動といえるかもしれません。

とはいえ、いまだに自治体は、一般市民の集まりである住宅建設組合より、経験のある開発会社に土地を売りがちです。けれど最近、一九軒の家と二九軒のアパートから構成される、エコ村ザウダーフェルドという住宅建設組合にナイメーヘン市郊外の土地が売却され、そこには〇歳から八三歳の九〇人が住むようになっています。共同ランドリー・エリア、集会室、客用寝室があるし、庭もテラスも共同。共同施設は、スペースの節約とここに住む人たちのつながりを強めるのに役立っているとのことです。

これが実現するまでの数年に及ぶ準備期間中、途中でやめてしまった人たちが一〇%いたそうです。別の地方で新しい職に就くことになった、度重なる話し合いのプロセスで自分に向いていないと認識したなど、理由はさまざまです。

エコ村タイプの住宅建設組合を設立するつもりでも、約八割が実現にたどりつけないそうです。住宅難の中、どのようなかたちでも住まいが確保できればよいと思っていても、結局は時間がかかりすぎるので別の住宅にしたとか、このようなかたちの共同生活は自分には続けられないと悟るからのようです。なにしろ同じ考えをもっている人たちでグループを形成する、建築家を見つける、計画を立てる、土地を入手する、もろもろの認可を得るという手間がかかるので、数年かかることを覚悟しなくてはならないのです。

二〇四五年までにアムステルダム市では、新たに建てる住宅の一〇%を住宅組合とすることを計画していて、長い間同じ住民が住み続けてコミュニティ意識が強まることを期待しています（この場合、住宅組合というのは、組合メンバーが実際に不動産を所有する場合と、住宅の管理を住宅組合として行う場合の両方を指しています）。

アムステルダム以外にも、住宅難を緩和するために積極的な動きを見せる自治体が目立つようになってきました。新たな開発を許可するにあたって、自治体の住民に購入の優先権を与えることを条件にしたり、投機用ではなく実際に住むことを条件に、不動産の売買を許すという制度を検討している自治体もあります。

「家とは住むためのものだ、利益を上げるためのものではない」というのが、どの住宅建設組合も掲げるモットー。現在あまりにも投機中心・営利志向な住宅市場にあって、社会的な利益を優先することを重視するようになってきたので、住宅建設組合のカムバックは決定的になりそうです。公共の土地を売却するにあたって自治体は、最大の収益を得られる先に売るのではなく、社会的メリットの大きな先に売るように方向転換しなくてはならないことになります。たとえば買い手が個人グループの場合、金銭的な利益は商業的な買い手から得られる額より小さくても、連帯感の強いコミュニティ形成が可能になるかもしれません。

自治体のメンタリティ以外にも整備しなくてはならないのは、銀行のメンタリティ。すでに住宅の一五%が組合所有のスイス、ドイツ、オーストリアでは、個人でなく組合というグループでも、住宅ローンが組みやすくなっているのが特徴だそうですが、オランダの銀行はまだ、住宅ローンは個人向けという考えかたから抜け出ることができていないようです。したがって住宅建設組合としての購入だと、個人購入より自己資金がより多く必要となるのです。それでもこの点は売り手が公団であれば公団の融通次第だし、銀行も以前より理解を示すようになってきたそうです。

ところでヘルダーランド住宅建設協会（WBVG）は、実質的には住宅公団ですが、ヴォーンヘメーンスハップとして居住者が管理する「集団住宅」だけを所有しているのが、ほかの住宅公団と一線を画しているところです。

ディレクターのベルナルド・スミッツの経験では、ヴォーンヘメーンスハップの住民は、一般の賃貸居住者よりずっと丁寧にスペースを使い、居住者は尊重し合い、助け合うので、よい人間関係ができるとのこと。もともと社会的な責任感の強い人たちがヴォーンヘメーンスハップに住むのか、それともヴォーンヘメーンスハップという環境が居住者の社会的責任感を引き出すのかは不明ですが。

環境問題に強い関心をもつ若い人たちが増えてきて、建材はすべてエコという社会的住宅もWBVGは所有しています。その二四軒の住民は、客用寝室、洗濯機、大工仕事の作業スペースなどは共同で使用・管理しているそうです。

新しい住みかたあれこれ

ヴォーンヘメーンスハップと正式に位置づけられていなくても、それっぽい住みかたならいろいろあります。

政府が高齢者用のケアホームという制度をなくそうとしているせいで、新規入居者を受け入れられず、空いているケアホームのアパートがある。そこに、「よい隣人」であることを条件に、学生が無料で入居できるところなら、デーベンター市のヒュマニタス、そのほかユトレヒト市、アーンヘム市など、全国に数ヵ所あります。

アーンヘム市の閉鎖された「アッカー」というケアホームの一〇階建ての建物には、解体予定の一〇年後まで、各階ごとに異なるタイプの居住者がいます。まずは、一般の障害者ホームでは自分が望むほど自立して住めないから、という理由でここに移ってきた障害をもつ人たちが住んでいるフロア。二フロアは、民間のケアつき高齢者ホーム。精神的な障害のある人たちがガイダンスつきで住むフロアもあります。居住権を取得した難民のフロアもあれば、姉妹でイスラム教徒の小規模ケアホームを運営する予定のフロアもあります。

一階はレストランとスポーツスクール。プロの指導のもとレストランで働いているのは、不登校の若者たち。彼らは無資格ですが、ここで積んだ経験を専門学校で得る資格の代替として、一般のレストランで働くことを目指しています。一階にはさらにヘアサロン、会計士のオフィスなどが入居しています。行き先のない出所者のために、空いているアパートがないか刑務所が問い合わせてくることもあるとのこと。

アッカーは理想主義者とか、自己決定を求める人たちのヴォーンヘメーンスハップというより、困っている者同士の集まりのようです。けれど「彼はアルコール飲みすぎだと思うけどさ、飲みたいのにはわけがあるんだろうと思っているから、毎日一緒にタバコを吸うだけで、何も尋ねないんだよ」というのも、けっこう貴重なつながりかもしれません。

このような組み合わせの入居者たちが、「マジック・ミックス」になることを、ここを所有する住宅公団では願っているそうです。

ユトレヒト市のプレース・ツー・ビーユー（Place 2BU）にも、学生、居住権を得た難民、以前グループホームに住んでいたけれど自立して住みたいのでここに移った元ホームレスや依存症者などが、四九〇軒のプレハブ「コンテナ・スタジオアパート」に住んでいます。コンテナ型のプレハブといっても、屋根にはとんがった三角形が並んでいて、少し離れて見る限りは普通の家が続いているようです。

共同洗濯機のあるランドリー・エリアは、住民がしんみり話をする場所にもなっているし、レストラン兼集合スペースもあって、ここで定期的に合同ディナーが開催されるから、大ヴォーンヘメーンスハップといえるかもしれません。新興市街地のはずれにあって、建設計画の次の段階が始まるまでの一〇年間、この場所にいられるのです。ソーシャルワーカーっぽい社会的管理人が入居者の相談相手になるし、各フロアには、問題がないことを確認する役割をもった居住者が二人ずついるとのこと。

コンテナアパートに隣接して、フェンスで囲まれたプレハブの家がいくつかあって、周辺にあまりにも多くの迷惑をかける人たちは、ここに住まわされるそうです。ここの住民同士で喧嘩になることもあって、夜警が見回るし、パトカーも目を光らせている。それにもかかわらず社会的管理人はクールでした。「若者がたくさん住んでいるのだから、もちろん問題もありますよ。だけど居住者同士で助け合っているし、けっこううまくいっていると思っています」。

都会からすごく遠い、何にもないところにニョキッと建っているとしか私の目には見えなかったのですが、大学都市ユトレヒトの中心地まで自転車で行ける距離。それに家賃がすべて込みで五六〇ユーロというのは、アムステルダムに次いで家賃が高く物件が少ないユトレヒトにしては安いというわけで、大人気。誰かがSNSで、「フロアの住民揃ってまちに繰り出て一杯飲もう」と誘うと、一時間後には大勢集まっているそうです。

創造し続けるまち

まちづくりはエンドユーザーである住民自身でするから、行政は物理的な殻だけ提供してくれればいいという思想、「メーク・ヨア・シティ」を提唱するのは、エヴァ・デ・クレルク。彼女が出版した本の題名は『メーク・ヨア・シティ──殻としてのまち』。デ・クレルクは、招聘されて横浜市や大阪の名村造船所などを訪れたこともあります。

彼女と彼女の仲間が二五年前から実現してきたことは、ちょっとやそっとのクリエイティブなコミュニティづくりなどではありません。なにしろ大自治体と大投資家たちを相手どって勝ち取った、巨大リビングラボのまちづくりなのです。

彼女らの方法論とは、殻である建物・敷地とそこの住民を維持し、場所の「記憶」を尊重しながら、有機的に変化していく。商業的な開発会社がするように、設計通り、(願わくば)予算通り、こぎれいに仕上げられた場所なんてまっぴらごめん。住みながら、使いながら手を加え、場合によっては新しい住民とバトンタッチする。場所の価値とは、不動産として絞り出せる最高額という金銭的な価値などではない。コミュニティ創造も含めて、そこが生み出す社会的価値に目を向けろ！

具体的に説明するとこういうことです。アムステルダムの北部にある、かつてはNDSM造船所だった建物は、造船業が廃れ始めた一九八〇年代から空いたままで、一般市民には近寄るのも怖いくらいの場所になってしまいました。違法入国者や貧しい芸術家がこの元造船所を不法占拠していたのですが、不動産の価値が上がり出した一九九〇年代に入って、市や開発会社、投資家はここをオランダのマンハッタンにする野心に燃えたのです。

それに抵抗したデ・クレルクと仲間には、さまざまな壮絶アップ・アンド・ダウンがあったのですが、マンハッタンのオランダ版を夢見ていた富裕投資家たちは、最終的にはアムステルダム南部でその夢を実現することになりました。

デ・クレルクと仲間の、「アムステルダムは芸術を消費するだけの、退屈なミュージアム・シティだから、来ないほうがいいよ」という、外国人観光客向けネガティヴキャンペーンに市は恐れをなしたのかな。

いずれにせよ、ここを真の「芸術のまち」にするという彼女らのNDSM再開発計画が、アムステルダム市に認められました。NDSM造船所に、それまで不法に、あるいは許可を得て居住していた芸術家、哲学者、非営利団体メンバー、そのほかの面々は、造船所の取り壊しが始まる五年後までの使用許可を獲得しました。

そこで彼女らが最初にしたことは、市に提出したフィージビリティ調査の内容はとても五年では実現できないことから、期間を二五年に変えてもらうことでした。次にしたことは、承認された計画の破棄。

アムステルダム市を納得させた計画がゴミ箱へ直行してから発表した取り組みかたとは、まともな屋根もなかった元造船所を、実際に使うことになる者たち自身で、誰がどの部分をどのように使うか決めていくというもの。

最終的には市の都市計画担当者や住宅公団も加わり、諸々の許可を得られるように、建築士が辻褄を合わせてくれました。もちろん補助金・寄付金集めも、デ・クレルクたちの重要な作業でした。

お金ができるたびに建材やペンキを買い足しながら、可能な限り自分たち自身の手で、それぞれの部分を建てていきました。賃貸料は、手を入れていない状態の巨大な建物内で使うスペースに対してだけだったので安い。建てるのも、時間はかけてもお金はかけないやりかたでした。

元造船所の一画にできた屋内スケートボード場やクライミング壁などは、それまであまり遊び場のなかったアムステルダム北区の子どもたちに歓迎され、レストラン・カフェもポピュラーになってしまいました。NDSMはオフィス、アトリエ、通路、階段、スケートボード場が入り混じるカラフルな迷宮に変身しました。

ここでは管理組織っぽいヒエラルキーは皆無。エンドユーザーが話し合いながら、自己組織で運営しているそうです。

自治体が不動産を売るのであれば、間で利益を吸い上げる開発会社にではなく、エンドユーザーに売るべき。マスタープランなんて邪魔。場所は住む者、使う者が自分たちで育てていく。固定的な計画を立ててそれを実施していくより、流動的、臨時的に進むことによって、前もって考えつけなかった、大きな、素晴らしいものへと膨らんでいく。

こういった考えは、ここで実現し続けられることになりました。というのもデ・クレルク等の、場の記憶、「殻」を尊重するアプローチが実を結んで、NDSMは、オランダ史における造船業の繁栄を表す、二ヵ所だけ残っていた造船所のうちの一つということで、モニュメントに指定されたからです。ですからここはもう取り壊しの心配なく、永遠に進化し続けられることになりました。

以前アムステルダムで最も廃れていたこの地域は、今ではユニークで（幸か不幸か）ヒップな場所となって、さまざまな年代の人たちを引きつけています。

ここで採用した「空間計画」の方法は、さまざまな場所や場面に適用できると、デ・クレルクは信じています。

7章　健康な食糧を求めて

食べ物の森

約一年前、「娘が近所の人たちと協力して、『食べ物の森』を始めた」と隣人から聞いたとき、地方に住むこの娘さんの大きな庭にはリンゴの木が数本あるのを知っていたので、「ああ、それならクルミの木でも植え足したり、今流行しているブルーベリーを栽培したりするのだろう」と思ったものでした。

次に「食べ物の森」を耳にしたのは、半年前に市内から郊外に引っ越したカップルが、「家の手入れが一応すんだら、『食べ物の森』を作る」という計画を披露したとき。「おや、もしかしたら『食べ物の森』というのは、食べられるものがなる樹木や茂みのことを指すだけではないのかもしれない」と悟った次第です。

ちょっと調べ出したら、何と「食べ物の森」は、ポジティヴヘルスやタイニーハウス同様、オランダのあらゆる場所に出現している現象だと知りました。ネットで調べられる範囲でも、私のホームタウンに二ヵ所あることが判明しました。「森」自身の力で食べ物を生産するその方法は、まさに最初のうち時間はかかっても、本人自身の力を中心とするポジティヴヘルスのアプローチ、と心が躍りました。

「食べ物の森」、あるいは似ている現象を指すのにはさまざまな名称があり、ルーツもいろいろあるようです。名称のほうからいくと、パーマカルチャー、アグロフォーレストリー、フォーレスト・ガーデニング、エコ園芸、ホームガーデン、アナログ・フォーレストリー、南アメリカのシントロピック農業などが目につきました。日本では「パーマカルチャー」が定着したようです。

ルーツとなると、これは最も原始的な食べ物を得る方法で、現在でも熱帯林でみられるという見方から、二〇世紀以降のロバート・ハートやデビッド・ホルムグレンをパイオニア的存在と見なす流れもあります。おもに食べ物の生産方法を指す場合もあれば、自然の多様性を重視し、自然と共生し続けられる生活を指す場合もあります。定義や手法もさまざま。日本では「パーマカルチャー・デザイナー」という資格まで取得できるようです。

ここではあくまでも、オランダの「食べ物の森」を紹介します。市民主導であること、健康な生活に貢献し、社会とのつながりを強める効果があるというのも、まさにポジティヴヘルス的。

オランダにおける最初の「食べ物の森」は、一九九〇年に植えられたということですが、さまざまな場所に出現するようになったのは、ヴァウター・ファン・エックが「ケートルブルック」という名の「食べ物の森」に取り組み出した二〇〇九年以降です。ファン・エックは約四〇〇品種を試し、そのうち一〇〇種は彼の土地に適さないことを学びました。

また「食べ物の森」の第一の目的はあくまでも食物の生産であることから、最初はロマンティックにたくさんの種類を並べていたのを最近拡大した際には、栗の木を一二〇メートル、イチジクを六〇メートル並べるというように、収穫の手間を視野に入れるようになったそうです。彼の経験からいくと、既存の森に隣接していない限り、「食べ物の森」を始めるには最低五ヘクタールの土地が必要とのこと。

オランダでは、アメリカ・ウィスコンシン州の農家のオーナーであるマーク・シェパードの影響が大きいようです。オランダで採用されているシェパードの定義は、（収穫が期待できる、植えてからだいたい七年後から）散水・除草・肥料など外部からの働きかけをまったくせずに自力で生存できる、食べ物を生産する「森」であること（「パーマカルチャー」という名称を使用するシェパードに言わせると、実際には「森」というより、生態の多様性がある「草原」だということですが）。

生産するのはすべて永続型農産物、つまり多年生植物でなくてはいけない。米、麦など穀物はNGということになります。毎年種を蒔かなくてならないだけでなく、穀物を栽培するにはほかの植物のない「裸の土地」が必要なので、そのためにはそれまで土地を覆っていた草なり茂みを除去しなくてはならない。さらに土地を耕さなくてはならない。そうすると土壌は乾き、貧しくなるので、化学肥料や除虫剤・除草剤に頼ることになる。つまり単一品種に特化する現在の農業のやりかたは、土地の自然回復を不可能にし、エコシステムを破壊してしまう。というわけで、穀物を使うからという理由で、シェパードはパンを口にしません。

オランダの「食べ物の森」の規模は小さく、ケートルブルックは三ヘクタール足らずで始まったのですが、利益を創出するシェパードのパーマカルチャーは四二ヘクタールで、二五万本の樹木があるそうです。けれどオランダでも二〇二二年から、アルメールのフロリアード（国際園芸博覧会）会場の跡地は、オランダで最も規模が大きい六〇ヘクタールの「食べ物の森」になる予定です。目指しているのは二〇三〇年までに、オランダ合計で一七万ヘクタールに到達することですが、二〇一五年に約九〇ヵ所あった「食べ物の森」の数が、すでに毎日のように増えている印象を受けます。

「食べ物の森」は、単純な自然への回帰ではまったくありません。土壌の質だけではなく、地下水の深さなどが緻密に計算されて設計されます。恒久的に食物を得るためには、栗の木のような大木から始まり、コケやシダのような陸上植物、他の植物にからむキウイのようなツル植物まで、縦に見れば七層になる植物が必要となります。「食べ物の森」には、「雑草」と分類される植物はありません。

よく話題になるのは、植えるのはオランダ土着の植物だけにするか、オランダ原産の植物を侵襲する可能性のある外国原産もOKなのかということ。環境にフレンドリーで持続可能なイニシアティブを、国・州・市町村、関連団体、企業協働で実現する「グリーンディール」には、「食べ物の森」の団体も入っています。グリーンディールの合意では侵襲性のある外来植物は禁じられているのですが、もともと「オランダ原産」の食べ物となる植物はほぼすべて外国からきたということで、現実にはこの点は曖昧なようです。いずれにせよ窒素とCO_2の削減、水の節約、食糧の確保、生態の多様性の促進という点で、「食べ物の森」はもてはやされるようになって、地方政府が熱心に協力し、補助金の対象にもなっているそうです。

いったん成熟したならば、「食べ物の森」はメンテナンス、肥料、水の大幅節約になり、単一品種ではなく多種の植物を扱うのでリスクの分散にもなる。また雨量が多くても少なくても耐性があるという点も、最近の気候変動の状況を考えると重要なプラス面です。けれど収穫には現在費用が高騰した労働力が必要になるので、今のところ、ボランティアなしには利益の出るような収穫は難しいとのこと。会員制にして、自分たちが食べる分を収穫するという形態をとっているところもあります。

というわけで、「食べ物の森」で生計を立てているところは、アグリツーリズムっぽく宿泊や会議室設備をもったり、ミシュランの星に輝く高級レストランと契約して収穫物を提供したり、託児所・学校の近隣であれば教育あるいは遊び場の一環になったりしているようです。アグリツーリズムをやっているところは、住宅・宿泊設備の近くにキッチンガーデン、自給菜園、鶏小屋があり、その奥が果樹園、さらにその先が「食べ物の森」となっている設計です。

ちなみにオランダならではのバリエーションは、「森」ではなく、「食べ物の沼」。まだ試験段階ですが、可能性は大きいようです。

単一の植物のみが存在するのではなく、さまざまな種類の植物が共生する「食べ物の森」は、年間通して食べ物を供給できるという、有益で、耐久性のある環境となっています。私たちの社会も、人種的にも社会的な背景の観点からも、積極的に多様性を受け入れ、認め合うことによって、持続可能な環境になるという希望をもちたくなるのは私だけではないでしょう。

紳士の農園

「食べ物の森」と関連性があるもう一つの市民イニシアティブは「紳士の農園」。まるで工場産業のように取り組む、現在主流の農業のありかたにはマイナス面が多すぎると信じるヘールト・ファン・デル・フィーアが考えついたものでした。

農夫の孫として生まれ、高等園芸学校の学生だったときからすでに彼は、現在の農業の姿に疑問をもっていました。土壌に栄養を与える雑草を、なぜ化学薬品で排除しなければならないのだろう。農家には農地や設備や動物のような資産があるのに、現在のシステムではなぜ利益を出すことができないのだろう。

リンブルフ州の園芸・農業団体で働いてから、ファン・デル・フィーアはみずから農家ショップや市場を始めたり、スーパーで地域特産品を売るコーナーを設けたりと、土地の農家と消費者を結びつける試みを行い、それなりの成功を収めました。それらの経験を活かして、自然と土壌を破壊する現在の農業ではなく、地球（planet）と人々（people）と利益（profit）にとってよい農業を、彼なりに打ち出しました。それが「紳士の農園」だったのです。

ファン・デル・フィーアの計算では、二〇ヘクタールの農地で異なるタイプの農業・酪農を営めば、年間五〇〇人分の食糧を生産することができる。農園は当然循環型の有機農業で、利益を創出しながらも、周辺の自然と共生しなくてはならない。

彼は二〇〇世帯の有志を集めて協同組合を設立し、各組合員が二〇〇〇ユーロずつ拠出して集めた四〇万ユーロで土地をリースし、柵など農業に必要な設備に投資をして、雇う農業従事者がすぐ農業そのものに取り組めるようにしました。組合員は農地の共同所有者になり、日常の作業は雇用するプロが行うことに決めました。組合員はボランティアとして働いてもよいし、働かなくてもよい。ただし方針は組合員全員の話し合いで決める。組合員は毎週約一〇ユーロを、自宅用に持ち帰る野菜・果実・肉の料金として支払う。これは組合の運営費となる。また設立に伴い、コンサルティング費七万五〇〇〇ユーロを、オランダ紳士農夫協会に支払う。

このような枠組みで二〇一五年に最初の「紳士の農園」がスタートを切ってから、現在一〇の「紳士の農園」が稼働していて、三一が計画のさまざまな段階にあるそうです。この運動にかかわっている人の数は約一万。しっかり目を開いたら、わが家から一〇分の距離にあるスーストというまちの郊外にも「紳士の農園」はありました。

所在地にかかわりなく、「紳士の農園」に共通する思想の三つの柱は、経済的に持続可能であること、自然との共生、社会的・文化的なつながりをもつこと。というわけで、必ずしも作業に参加しなくてはいけないわけではなくても、週二回程度ある「収穫の日」には、大勢の組合員が出向き、組合員同士のつながり、村とのつながりもある「ファーミング・コミュニティ」を目指しています。

設立時からの組合員というある女性は、「自分で食べるものって、私個人のことに違いないけれど、食糧も土壌も気候も、全部政治に結びついているのよ！」と泥まみれで働きながら語ったそうです。やはり意識の高い人たちなんだな、と頭が下がりました。

我らの土地

オランダの見渡す限りの緑の牧場は美しく目に映るけれど、実際にはあれは死んでいる土壌だ！けれど土壌には回復力がある。市民が力を合わせれば、目の前に広がる農地に生態の多様性を再現することができる。土地にバイタリティをもたらすことができる。

これを信条に二〇一九年に設立されたのが「我らの土地」。私も、誰でも参加できる「市民組合」のメンバーになりました。これは自然保護団体ではなく、あくまでも農地の獲得を目的とする組合で、私も組合を通じてミニ土地所有者です。

新たに農地を取得したなら、自然に戻したりせず、農業従事者にリースする。ただし候補となるのは、土壌をやせさせずに、自然の力を最大限活用できる農業を営む者。人工肥料や除虫剤を使用しない農家です。組合として利益を追求せずに土地を貸すので、「我らの土地」が理想とする農業を営む農家は、相当コストを抑えたかたちで経営することができるわけです。

農地を再活性化することによる長期的効果と生物多様性への影響、そしてどのような管理法が最適であるかを学ぶため、有志組合員、ライデン大学その他の研究所が調査をしています。土壌の特質、生態系、文化・歴史的な特徴（地方特有の垣、運河、遊歩道など）について、農地取得直後と一定期間後の差を調べることになっています。

なにしろオランダの土地の三分の二は、農地と分類されているのです。農地に再び生物多様性をもたらし、安全な食糧を持続可能なかたちで得ることができるようになれば、オランダの環境問題の大きな部分が解決できるはず。過去数十年にわたって、政府はもっと自然にやさしい農業を促進する政策にすると説いてはいても、政治的な事情で実現せずにいる。それだったら政府が動き出すのを待ち続けずに、自分たちで動き出そう、ということなのです。

世界的に食糧危機のこの時代に、生産性の高い労働集約型産業ではなく、余分な土地を必要とする粗放農業なんてもってのほかだ！　という批判もあります。けれど集約農業の結果、土地があまりにも荒れた状態となり、使えなくなってしまうこともある。いくら農地率は高くても、小国であるオランダで農地が滅びていくことは認めがたいし、集約農業がもたらす汚染問題は深刻。急がばまわれ。スロー農業・酪農のほうが、最終的には集約農業より遠くまで行けそうな気がします。

「我らの土地」の創立一年目のメンバー数は五五〇〇人、翌年の二〇二一年末のメンバー数は約一七万人。土地取得のために払い込む額は自由であるにもかかわらず、あっという間に一六〇ヘクタールを所有することができました。けれど「我らの土地」の野心は、一〇年以内にオランダの農地の一五％に相当する三〇万ヘクタールを所有・管理すること。そしてそれによって、農地に生命力を回復させることです。

この団体は最近、長期的な観点からの動きだけではなく、短期的な問題にも取り組みました。ゼーヴォルデという自治体の農地に、フェイスブック（メタ）が超巨大データセンターを建設する計画を立てました。地元住民の就職先が増えるということで（すべてオートメーション化されているはずのデータセンターに、守衛以外どんな就職口があるのか私は疑問に思ったのですが）、市議会は土地用途の変更を認め、データセンターを建てることを可能にしました。土地の所有者は国。このデータセンターはとんでもない量の水と電気を要することになるというので、躊躇したのですが、少なくとも土地の一部は譲渡可能になりました。

一方、農地と指定されていた土地に、市議会がデータセンターを認めるのは許せないという住民、さまざまな環境団体、「我らの土地」が反対運動を展開し、フェイスブックは最終的にはゼーヴォルデ拠点をあきらめ、デンマークに目を向けるようになりました。救われた農地が「我らの土地」のものになるかどうかは、これからのお楽しみ。

ちなみに「我らの土地」は、「食べ物の森」にあてられる土地も購入する予定です。

農民一揆

「これってどの程度本当なの?」という質問を添えて、日本の友人が送ってくれたYouTubeのリンクは、「報道されない話」シリーズの二〇二二年八月一〇日に放映された「オランダの食糧危機に逆行する政策とその目的」(https://youtu.be/HLhBIKo3zKA)。その内容をまとめると、次の通りです。

畜産農家の三割が廃業を強いられることになる「とんでもない」大規制が、オランダで制定されていたが、六月二〇日、政府は二四三億ユーロを拠出してそれを実施することにした。六月二七日、それに反対する農民はトラクターなどで高速道路をブロックしたり、スーパーへの出荷を妨げたりしたので、スーパーの棚はガラガラだ。

炭素削減とも関係があるけれど、ここでは海に流れて汚染の原因となる窒素とアンモニアがポイントである。窒素酸化物の発生の四〇％が農業に由来するが、とくに牛糞による。二〇三〇年までに窒素酸化物・アンモニア排出量を五〇％減らさなくてはならないが、そのためには家畜飼育頭数を減らす必要がある。「その場でドンドン動物を殺してしまう」という「恐ろしい」発想で、「畜産家つぶし」が開始されたとして、農民が反対運動をしている。「温暖化を促すというので、窒素酸化物もコントロールしなくてはならない。ダボス会議など、グローバリストの考えることだ」。

このオランダの法律は、二〇一六年の国連環境計画に基づく国際窒素管理システムにしたがって制定された。オランダは農業大国で、農産品の輸出はアメリカに次ぐ。二〇一九年には九四五億ドル（約一二兆円）の輸出があったが、「これをつぶそうという、とんでもないことになっている」。世界が食糧危機に直面する寸前の現在、（オランダ）政府があえて食糧生産を減少させるとは「正気の沙汰とは思えない」というのが、無料で見られる番組最後の部分の、権威ありそうなプレゼンターのコメントでした。

「ああ恐ろしい。日本では単一の情報をもとに、『農民一揆』（オランダ語では「農民抗議」）がこのように捉えられてしまうのか」と感じました。このプレゼンターが紹介したのは、過激な抗議活動をしている一部の農民の見方に過ぎないのに、まるでオランダ一般の実情のように語られていたからです。まず、国連環境計画に基づき、EUの指令にしたがった国内法が、なぜ「とんでもない」法律とされてしまうのか、理解に苦しみました。さらにこれはアメリカに次ぐ農産品輸出国であるオランダの（花・球根も含む）農業全体を「つぶす」法律、というような口調にもあきれました。「その場でドンドン動物を殺してしまう」というのは、いったいどこから仕入れてきた情報なのかしら？ と思わずにいられませんでした。

もちろん私にも偏見はあるし、情報源にも制限があるにしても、オランダ人である私が認識している「農民一揆」について共有させてください。

まずこれは制定された法律としては新しくても、家畜数と人工肥料の使用量を減らすことによって窒素排出量を削減することは、この三〇年間、政策として掲げられていました。けれど毎回農民の票に頼るキリスト教民主同盟を含む、連立与党の政党のいずれかが集約農業と関係のある圧力団体に負けて、実施は譲歩と延期を繰り返してきた長い歴史があります。実質的な窒素削減のためには家畜数を減らさなくてならないと科学的にはわかっていても、政府の奨励もあって、汚染を減らす解決策になることを期待して、農家は高価な技術に頼る設備に投資してきたという背景もあります。

今回のトラクターによる交通妨害や高速道路で藁を焼くといった行為、新法を支援する政治家やジャーナリストや環境団体関係者を脅迫するような行動は日に日に過激になっていくようですが、新しい法律が制定された二〇一九年からすでに同様のことが起きていました。これはたしかに農民、とくに畜産家による行動ですが、実は既存の制度を守ろうとしているのは、実際に既存の制度で利益を得ている企業なのです。飼料、化学肥料、除虫剤、機械、集約農業用設備のメーカーと販売会社、家畜運搬会社、銀行、保険会社、食肉処理場などが畜産で利益を上げている。集約畜産業の世界では、畜産家による売り上げは全体の一五％以下で、残りはすべてこれらの企業によるものです。ちなみにオランダの最もリッチな家族の五番以内に入っているのが、家畜飼料製造会社のオーナーです。ＥＵや国の補助金を巧みに獲得する一部農家を除けば、補助金のおかげでようやく生計を立てている畜産家・農家が大半。資産はあっても、借金も重なっているのが通常です。

二〇二一年には、現役大臣が辞任した翌月から、担当していた省と関連した団体のロビイストになり、非難が浴びせられましたが、結局認められたということがありました。この件が示すように、オランダのロビイストに関する規制は許容範囲が広すぎて透明性に欠けていることが、欧州のさまざまな組織によって繰り返し指摘されてきました。遅まきながらもロビイストに関するルールは強化されたはずだったのですが、実情はあまり変わっていないようです。オランダ人ロビイストの中には、総理をはじめとする元政治家や軍隊のトップ、EUで競争法を司ってきた人物や権威ある科学者が含まれていて、政治の世界に大きな影響を与えてきました（これが可能なのは、オランダの議員には十分なスタッフ数をもつ予算が与えられていないので、報告書作成などに関してもロビイストに「協力」してもらうからという見解もあります）。

農業・畜産業で多大な利益を上げている企業は、業種別の団体、あるいは大企業であれば単独でロビイストを雇い、国内でもEUレベルでも影響力を行使しています。汚染をもたらす集約農業がここまで継続できてきたこと自体、ロビイストの効果が絶大であったことを表していると思います。三〇年にもわたって、幾度も政策の実施が延期されたり、内容が希薄化されたりしました。家畜数を減らさなくては解決できないと科学的には判明していても、新技術で対応できるような印象を与えることに、農業関連ロビイストたちは成功してきたのです。

けれど環境に対するオランダ国民の危機感があまりにも大きくなり、それまでEUがオランダに与えてきた、窒素排出量許容上限を上回るのを許可する特例が更新されないことが決まり、いよいよこれ以上窒素対策を延期できなくことになった。しかも現連立与党の組閣合意が、この新法の実施にあるのです（ただしキリスト教民主同盟の大臣は、農民抗議運動が激しくなると、合意を破る可能性をほのめかすようになりました）。

このタイミングで発生した「農民一揆」を、これらの企業や団体は金銭面でも、広報面でも支援しています。彼らにとってロシアによるウクライナ侵略は大ボーナス。ヨーロッパの食糧保障ということで、集約農業・酪農を継続する路線が強化できるからです。

二〇一九年に農民抗議活動が始まった当初、一般市民のこの運動に対する「理解度」は九〇％近くもありました。けれどバリケードだけでなく、一般市民や警官にも被害を与え、政治家などに対する脅迫も増え、道路に廃棄物を捨てたり、それに火をつけたり、国旗を逆に吊るしたりというように過激になってくると、二〇二二年七月末には理解度は二六％まで下がりました。農民が抗議活動の規制を守らなくても警官が見逃すことも非難されるようになってきました。

過激な行動は認めがたいけれど、それでも農民に同情せざるをえない気持ちは大勢の市民が抱いていると思います。何しろ第二次世界大戦が終わるまで、オランダの農家はどこも小規模で有機的に営んでいたところを、政府の指導員が辛抱強く各農家を回り、廃業するなり、合併して大規模にならなくては将来性がないと説いて歩いたのです。それに同調して、廃業するなり、多大な投資をして大規模になり、数十年後には環境問題を緩和できる技術を政府が勧める通り新たな投資をして導入したら、技術による対策は十分でないと見なされる。今度は政府は、戦後の方針の逆を強いる。政府の規制がクルクル変わるので、投資を回収する余裕がない。汚染問題となると、なぜか農家ばかり標的にし、他の業種は見逃すのは不公平ではないか。

戦後、オランダ政府の方針はある意味では大成功で、（略）農業・畜産業は大産業となりました。現在オランダが産出する（畜産・酪農、花・球根を含む）農産品の三分の二が輸出向きです。ですからオランダ国内の食糧保障という役割はとっくに終えているのですが、大気・土壌・水質の汚染は輸出分も、この小さな国土で受け止めなくてはならない。だからこそ他国以上に窒素削減が困難なのです。

一番の問題は政府（あるいは民主主義）に対する不信感が、史上最も高いレベルにあることでしょう。それは窒素問題だけによるものではありません。給付金事件とフローニンゲン州におけるガス抽出による地震と家宅に与えた被害の補償が進んでいないこと、深刻な住宅不足、物価上昇による貧困世帯の増加、貧富格差の増大、とくに教育・ケア分野における人手不足。「農民一揆」は、これら諸々の要素とも関係があるのかもしれません。

健康な食糧保障に向けて

「農民一揆」が進行中の二〇二二年七月、「紳士の農園」も含む有機農業・循環型農業を営む二五〇〇人を代表するいくつかの団体が、政府に「グリーン農業計画」を提出しました。支援団体の中には、「我らの土地」、後で紹介するルイ・ボルク研究所、トリオドス銀行も入っています。

現在の農民の抗議活動は、未来に対するビジョンが政府に欠けていることへの反応もあるとして、名を連ねた団体と関連する農家が、持続可能な農業を体現していると強調しています。有機農業家だけでなく、すべての農民に将来への視野を提供することを目的として、一〇の観点で構成される「グリーン農業計画」は作成されました。政府、スーパーと銀行の役割、環境に与える損害を回避するコストを含む適正価格の設定、オーガニック農産品に低い消費税を適用するなどの項目が盛り込まれています。長期の観点から農業を捉え、短期では収穫率が低くても持続可能であることのメリットを訴え、窒素・気候・水質問題に対して、同時に統合的に臨むことも訴えています。

けれどやはり重要なのは、このようなやりかたでも、きちんと収益を得られることを示すことでしょう。

それで思い出したのは、「我らの土地」のオープンデーで、この組合が提供している土地を使っている若い酪農家の言葉。

何となく感謝の言葉を期待しながら私が言った「土地が比較的安く使えるというのは、メリットになっていますか」に対し、「本当は自分が使う土地は、借りるのではなく、自分で所有したかったのです。政府のことなどまったく当てにせずに、自分自身の判断で一〇年前からオーガニック・ファーミングに移行したのですが、我々は補助金とかこういう特別なリースなんかは、実際はほしくない。作る製品に適正な価格さえあれば、まったくこんなことなしにやっていけるのです」。私は返す言葉を失いました。

けれどよくよく考えてみれば、大企業が農業に関して公正でない影響力をもっているからこそ、ポジティヴヘルスは誕生したのです。

というのも当時ルイ・ボルク研究所に勤めていたマフトルド・ヒューバーは、オランダの権威ある研究所と共同で、二〇〇五年から約二年かけて有機農産品の効果について調査しました。共同研究のパートナーであった大研究所は、大企業からの委託研究なしには継続できない。リーダーとしてヒューバーがかかわった研究の結果は、この研究所のクライアントにとって好ましくないものだった。ヒューバーが表現を相当加減しない限り結論を認めないと、パートナー研究所は通告したのです。ヒューバーは涙を呑み、「最終的な結論は導くことができない」と結ばざるをえなかった。

この悔しい経験があってヒューバーは、自分自身のプロジェクトに専念するようになった。このことがポジティヴヘルス誕生のきっかけとなったのです。

8章　さあ、コミュニティへ

コミュニティづくりのモデル

リビングラボとポジティヴヘルス

リビングラボは、一九九〇年代にアメリカで生まれた概念ということですが、最近は、どちらかといえばヨーロッパが主流になっているようです。日本にも「鎌倉リビングラボ」をはじめ、二〇一九年の時点で全国に約三〇ヵ所あるそうです。

一般にいわれるリビングラボとはいったい何か？　それは、すべてのステークホルダーが、構想の最初から最後のステップまでかかわり、試行と改善をしながら進むことにより、最終解決策あるいは製品にたどりつくという問題解決法。オランダで使われているリビングラボの定義とは、「公共・民間・市民パートナーシップのもと、実在するコミュニティの場で、研究とイノベーションが統合的に行われる、利用者志向のオープンなイノベーション・エコシステム」。

オランダではどちらかというと、製品の開発より、比較的小規模で具体的な社会の課題に取り組む際に使われる方法です。地方自治体がかかわることが多いのですが、そのまち全体の課題というより、ある地区の一定の場所における課題に取り組むのが主流。たとえば、ある交差点で自転車道路と歩道をより安全にするのが目的であれば、その場所を通勤や買い物で日常的に使っている市民を中心に、関係者が解決策を決めることになります。ユーザーとなる市民が主導権をもつのがオランダ式ですが、構成メンバーは、取り組む課題によって毎回変わります。

一方日本では、既存の具体的な問題の解決に取り組むためというより、市民、企業、大学、行政で構成される「リビングラボ」という器をまず作り、それから地域・組織内の問題を見つけて、その解決法を探るというアプローチのようです。企業の存在感が、オランダよりずっと大きい印象を受けました。

二〇一六〜二〇一七年、アムステルダム市で実施された「特定の場所と関連したイノベーション」の九〇のプロジェクトのうち、一二がリビングラボだったそうです。テスト、デモ、あるいはフィードバックなどの段階になってから、利用者の意見を聞くのでは、リビングラボとはいえません。最終利用者が、最初のステップから積極的にかかわるのがリビングラボ。当事者となる市民はコークリエーター、共創者という位置づけです。

ラボとは試験場のこと。つまり実験をしてよい場のことで、通常だったら適用される規制が免除されることもあります。試験場なので、結果は必ずしも予測できないし、動的なのも特徴。マニュアルなどなく、一つひとつがユニークな取り組みであることを想定しています。一方試験が成功すれば、れることになります。

再現性を確認し、普及させ、もしそれまで非正規な枠組みだったのなら、正規化することも視野に入れることになります。

またラボであるということは研究の場でもあるので、オランダでも日本でも、リビングラボでは研究者がかかわることが多いようです。研究者といっても、オランダでは決して正面からアドバイスなどしないコンサルタントかファシリテーターのような存在で、たいがい報告書のまとめ役も務めます。

リビングラボには、いくつか共通のノウハウがあります。まずステークホルダー全員が、共通の言葉でコミュニケートできるようにする。お役所言葉、研究者言葉はダメ。共創者である市民がスッキリ理解できる言葉で、やりとりしなくてはいけない。たとえば、「家」と言えばすむところを、「居住場所」などと口走ってはいけない。

もう一つのノウハウは、毎回短くてもよいけれど、頻繁にコンタクトを取り合うこと。プロセスがダレないようにするためです。

やっていることはリビングラボでも、ほとんどの場合、リビングラボとは呼んでいないのが現実のようです。それまでは地方自治体の担当者が、住民のためによかれと思って一方的にしていたことを、じっくりと住民の真のニーズあるいは希望を聞き、一緒に試しながら調整を繰り返す。そのうえで解決策にたどりつくのなら、それは立派なリビングラボです。

誰かが決めたことをパッと実施するのではないので、時間はかかります。けれど成功すれば実際に役に立ち、利用される持続性のあるソリューションになるところが、お役所お仕着せの、結局たいして使われないまま腐ってしまうソリューションとは異なるわけです。

本人（利用者）が何を真に欲しているかを、本人自身が把握するのを待ち、本人が到達した考えを試すというプロセスを重ねる。このリビングラボのアプローチは、まさにポジティヴヘルスの「異なる対話」です。

実際にポジティヴヘルスを前提とするリビングラボも少なくありませんが、必ずしもポジティヴヘルスを前面に出しているわけではありません。いずれにせよ、リビングラボとポジティヴヘルスには親和性があるのはたしかです。

ちなみにリビングラボとデザイン思考は、ユーザー志向であること、たくさんアイデアを出すこと、そして実験的な性格である点で似ています。iPHではユース用のクモの巣の開発にデザイン思考を適用しました。けれどリビングラボは、利用者が開発の最初の段階からかかわるユーザー主導で、現場志向という側面があるのが、デザイン思考と異なる点のようです。

コミュニティ向けクモの巣とルイ・ボルク研究所

当初ポジティヴヘルスは、個人に適用されるコンセプトとされていて、集団への適用は視野に入っていなかったようです。けれどクモの巣が家庭医診療所で用いられるようになり、その後公衆衛生の向上に活かせる可能性があるとして、オランダで初めて州としてポジティヴヘルスを中心に据えることをめざすリンブルフ州の地域公衆衛生局二ヵ所が、ポジティヴヘルスと生活環境をつなぐモデルを開発しました。ほかの地方自治体でも、ポジティヴヘルスのクモの巣と、ダールグレンとホワイトヘッドの「健康の社会的決定要因モデル」を組み合わせたモデルを使うところが出てきています。

ちなみに、社会的決定要因や気候変動などの生活環境が健康に与える影響を考慮するだけでなく、医療・ケアの領域が汚染の原因として生活環境に悪影響を与える、ということも意識するようになってきています。その結果、ケアの質の評価は、持続可能な社会に貢献する程度も含むべきだという考えかたが広がっています(現在、CO_2排出の七%がケア分野からで、一人の集中治療室入院は、一日あたり二〇〇〇キロの自動車運転に相当する汚染量だそうです)。

統合的な取り組みかたであること、健康と生活環境が関連していること、ポジティヴヘルスがステークホルダー間の共通言語・ビジョンになっていることが、これらモデルの共通点となっています。

コミュニティ向けクモの巣を使用する際、多職種の人たちがかかわることが多いのですが、ケアと福祉分野の専門職の人たちは、クモの巣の利用にあたって、新しいスキルのニーズを感じるとよく言います。それは「コーチング」のスキルで、専門職として「指導」することには慣れていても、本人主導を引き出す「コーチング」は別のスキルだと認識するからです。

iPHの公衆衛生パイオニアグループでは、クモの巣っぽい、ポジティヴヘルスがかかわるコミュニティ用モデルが使われるのなら、統一したモデルにすべきではないかという声もありました。複数のモデルがあったとしても、目的に応じて使い分ければいいという意見も出ました。どのモデルにせよ、事例とか、どのように集団に適用するかをコーチングする動画があればいいという指摘が出てから、それぞれの場所でうまく機能しているのであれば統一する必要なしという結論になりました。

公衆衛生と関連して、クモの巣が使用される際、次の点が評価されています。

・状況の移り変わりを反映させ、ダイナミックな考えかたができる。
・関係者の動機づけに役立つ。
・健康を幅広く捉えられる。
・もっている力を強化するのに役立つ。
・すでに多方面で受け入れられているコンセプトなので、多種のステークホルダーがかかわる際、出発点にしやすい。
・改善計画にも使える。

ちなみに職場でもポジティヴヘルスとクモの巣が使われるようになっていますが、職場向けに特化したモデルは今のところないようです。

独立した研究所として、最も深くポジティヴヘルスとかかわっているルイ・ボルク研究所は、地方自治体の政策のアドバイスもしています。ルイ・ボルク研究所は、独自のコミュニティ向けクモの巣を開発しました（図8－1）。

いくつかの地区レベルの経験をもとに、ルイ・ボルク研究所は、ステークホルダーに七ステップの取り組みかたを勧めています。ルイ・ボルクがかかわったフェンサーポルダー住民のプロジェクトでも、この七ステップが用いられました。フェンサーポルダーのプロジェクトは五〇分のテレビドキュメンタリーになったので、住民の体験を生き生きとした形でフォローできる貴重な事例です。ですからこのプロジェクトの紹介は、そのバックグラウンドから始める価値あり。バイルマーの歴史からス

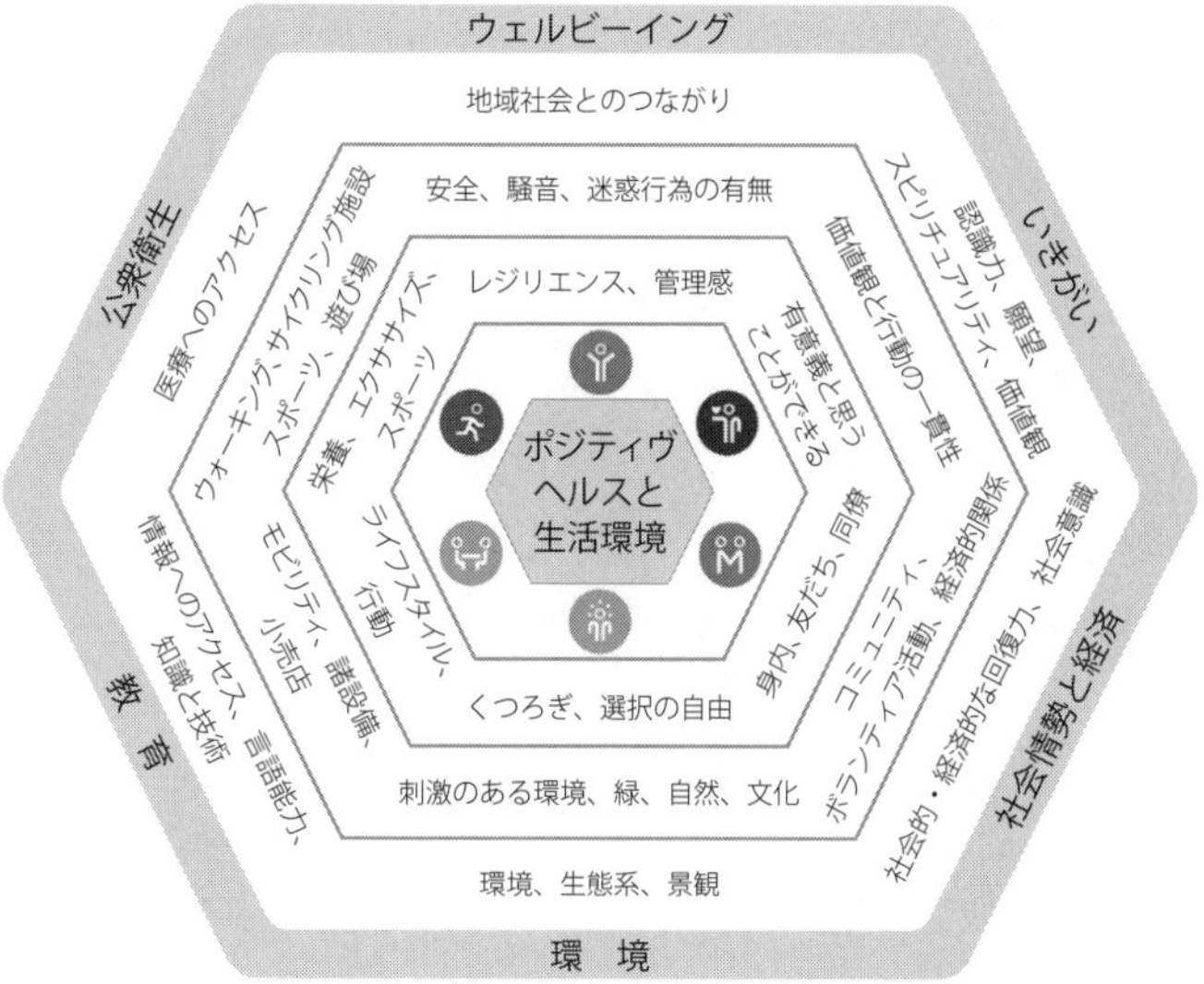

図8-1　ルイ・ボルク研究所版コミュニティ向けクモの巣（Louis Bolk Institute）

タートします。

フェンサーポルダーの菜園

バイルマーの夢と悪夢、そして再生への道

アムステルダムの南部は、バイルマー（あるいはバイルマメール）という地域です。ここは一九六〇年代から七〇年代にかけて、アムステルダムの住宅難解消のために開発された住宅地ですが、ちょっとやそっとの新興住宅地ではありません。七二〇ヘクタールあまりという、オランダにしては広大な土地に、ほかでもないル・コルビュジェの理想を具現化した建築家の夢、アムステルダム市の誇りの住宅地として出現したからです。

豊かに広がる緑の芝に、それまでオランダで目にすることのなかった、きりりとそびえる高層住宅群がハチの巣のかたちで配置されました。自動車は、目障りにならないようにアパートから離れた駐車場に停める。駐車場と高層マンション、そして次の高層アパートをつなぐのは空中陸橋。当時としては超モダンなショッピングセンターも完成しました。

世界中から視察者が押し寄せた、この建築家の夢を現実にした現代人のためのモデル住宅地は、一〇年もしないうちに悪夢の現場になり果てました。オランダでバイルマーといえば、社会問題のたまり場で、治安も住み心地も悪い場所の代名詞として定着してしまったのです。その理由は、開発にあたって、このような場所に住みたいか、誰も将来の住民に尋ねなかったから。

住居を必要としていて、ある程度お金をもった市民は、ごく普通のタイプの家を選んだのです。ル・コルビュジェがどう思おうと、いくらチマチマしていても、オランダ人は自分の家の前後に庭が欲しい。家族持ちなら、買物袋からベビーカーまで積んだ自動車を自宅の前に停められないのなら、自動車の存在価値などないと思うものなのです（オランダでは、ベビーカーを自動車のトランクに入れるのが当たり前）。

新築の高層アパート群に住むようになったのは、おもに国が独立する前にどっとオランダに移ってきた、元オランダの植民地だったスリナムとアンティル諸島の人々。それに並行してここを住まいにするようになったのは、違法入国者と犯罪者。

人目が届かない空中陸橋、人通りがめっきり途絶えたアパート周辺の道。住民は駐車場から自分のアパートに行くのにも怯えるようになりました。

誰にでも、その時自分がどこにいて、何をしていたか、一生覚えている大事件というものがあります。私にとってのそれはケネディが暗殺された日、9・11、そしてバイルマーのイスラエル貨物航空機墜落の日。

一九九二年一〇月四日午後七時ちょっと前、夕食の前に知りました。テレビに映っていたのは後日の9・11を彷彿させる、渦巻く炎と煙に包まれて、(当時のオランダにしてみれば)高層ビルディングの間に突っ込み、破壊された飛行機、崩れゆくアパート。

その後七年かけたいくつかの大規模で高度な調査にもかかわらず、多くの謎を残した事件でしたが、この事件はバイルマーを徹底的に創り直すきっかけになりました。

一九九二年に始まったバイルマー再生のプロセスは長く、終了したのは二〇一九年といえるかもしれません。ごくわずかだけ残したオリジナル建物群が、バイルマー・ミュージアムと指定されて保護されるようになったのが二〇一九年だからです。

新生バイルマーでは、典型的なオランダの家族向けテラスハウスが主流となり、アパートは高くても五階、たいがいは三階建て。おもに低所得者向けの住宅とはいえ、住民の(所得レベルの)多様性を求める意味で、分譲用の家も仲間入りしました。公共スペースは、高層アパートの足元で映える緑一色の芝で統一するのではなく、おだやかな自然を連想させるイングリッシュガーデン様式も採用されました。

芸術家が優遇され、ビジュアルアート・センターや高等専門学校が移ってきました。アヤックス・アムステルダムのホームベースであるサッカー場アレナをはじめ、スポーツ施設も充実しています。繁華街といえるアレナ・ブルバードもできたし、隣接地域にある高級オフィスビル群も近づいてきています。それにすっかり衣替えした駅は、主要駅に変身。ビジネスマンが行き交うバイルマー・アレナ駅のほんの数分先から、「ここがオランダ?」という印象さえ抱く、カラフルな居住者が主役の住宅地群が展開されるとは想像しにくい場所になりました。

フェンサーポルダーの実験

都市を理解するには、都市をプロセスとして見なくてはいけない。家も道も広場も変わっていくというのが、アメリカ人ジャーナリスト・運動家のジェーン・ジェイコブスの考えかたということですが、それはどのコミュニティにもいえることだと思います。そしてそれはとてもポジティヴヘルス的な考えかた。

フェンサーポルダー地区はバイルマー北部の一画にあり、できたのはバイルマーの建築様式の問題が明らかになった後の一九八〇年代でした。それで、伝統的なオランダの集合住宅スタイルで、内庭をグルリと四角に低いアパート群が囲んで一ブロック。このようなブロックがフェンサーポルダー地区には一六あります。この地区もスリナム人住民が多く、三七%。住民の約半数は元植民地出身の人かその親族となっています。

フェンサーポルダー地区の住宅は、複数の住宅公団が所有者となっていて、当初すべて賃貸でした。けれど所有住宅の一部を住宅公団が入居者に売却した時期がありました。キャッシュが必要となったのか、あるいは低所得者自身がアパートを所有すれば誇りをもって家の維持をするだろう、そのほうが社会にとっても安上がりになるはずだ、という考えだったのかもしれません。相当な利益を上乗せして、またたく間に自由市場で持ち家を売った新オーナーもいたようですが。

フェンサーポルダー地区の一部では、元公団所有だったアパートの新所有者は、もう公団の目が届かなくなったアパートを兵器売買とかマリファナ栽培の場にしたり、違法入国者を高い家賃で狭い部屋に押し込める下宿屋を運営したりで、フェンサーポルダーは悪名高き犯罪地区に転落してしまいました。

とくに公道から目が届かないブロックの内庭は、そこに住む人たちも回避したがる危険地帯になったところもありました。犯罪は決してすべてのブロックであったわけではないのですが、「フェンサーポルダー」と聞けば連想されるものになってしまいました。とくにひどかったのが、ブロック10。その内庭はある時点で高いフェンスで囲まれ、犯罪者に悪用されることはないけれど、住民もまったく足を踏み入れられなくなったといわれています。

年月をかけて、ようやく犯罪者は排除できたのですが、いくつかの試みがあったのにもかかわらず、ブロック10の住民の住み心地は改善されないままでした。

二〇一六年に三年計画で、この地区の住民の健康を強化する新プロジェクトが実施されることになりました。オランダ・ヘルスケアイノベーション機構（ZonMW）がスポンサーとなった、このプロジェクトの主役である住民を支える組織は、次のような顔ぶれでした。コーチ兼報告役のルイ・ボルク研究所、地域行政、地域公衆衛生局、地域のさまざまな福祉・医療組織、そしてアドバイザーはiPH。これらを脇役として、初めて完全に住民主導で、ポジティヴヘルスが全ステークホルダー共通のコンセプトとなるプロジェクトが始まったのです。

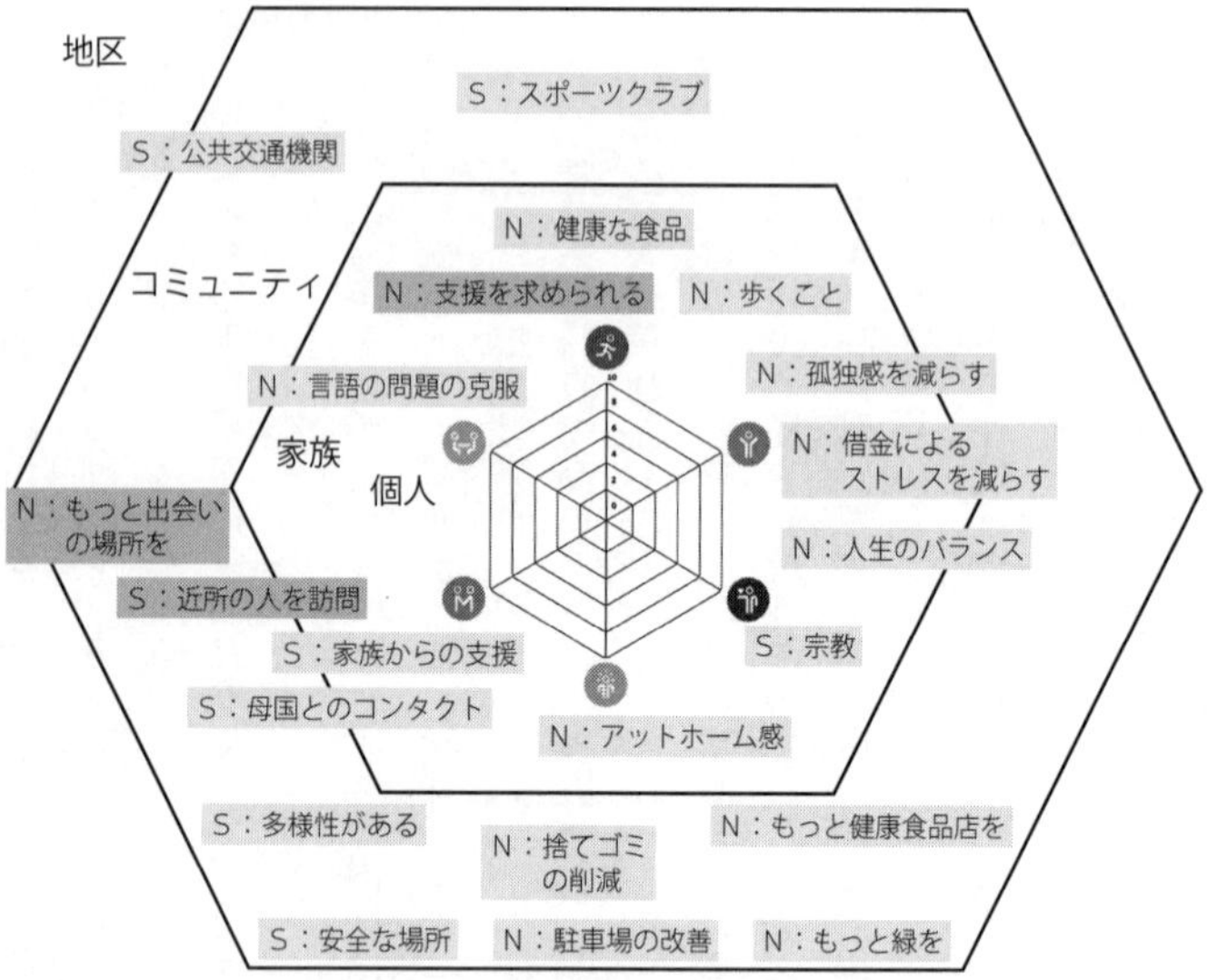

N＝ニーズがある　S＝強い点

図8-2　フェンサーポルダー・環境スキャンマップ（Louis Bolk Institute）

スタートは相当厳しかったようです。「また新しいプロジェクトだってさ。どうせ何の役にも立たないのに」が、ルイ・ボルク研究所の二人のプロジェクトメンバーに浴びせられた歓迎の言葉でした。

チームは、住民の信頼を得るため頻繁に姿を現し、数多くの会話をもちました。とてもラッキーだったのは、この地区を熟知し、住民の信頼が厚かったジャーナリストのイェシカ・ディックムットがチームに加わったこと。彼女のおかげで、チームは地区内でコンタクトをとることができ、住民にやる気が湧いてきたのです。

その時点で環境の観察が行われました。ルイ・ボルクの二人は、住民や地区の専門職の人たちのガイダンスで地区を歩き

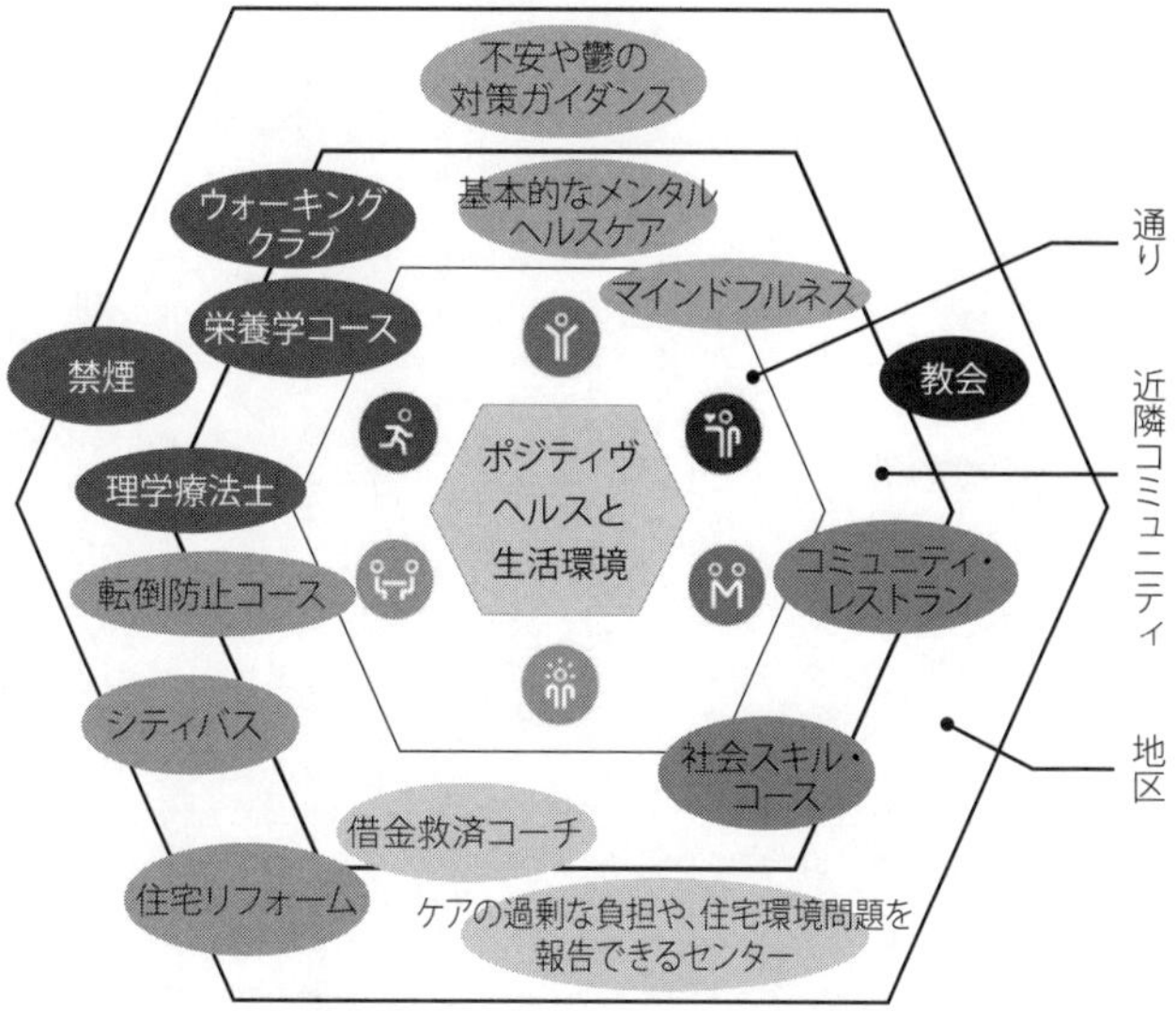

図8-3　フェンサーポルダー・ソーシャルマップ（Louis Bolk Institute）

まわり、さまざまな施設を訪問し、近隣地区の住民の目から見た、この場所の物理的・社会的な特徴を学びました。その後、ステークホルダーに対する報告とフィードバックが行われました（図8-2）。

　次は住民のニーズと住民がもつ力の調査。二五件のインタビューによる定性調査と、ポジティヴヘルスの六次元に基づく構造インタビューを行い、分析し、関係者たちと共にソーシャルマップを作成しました（図8-3）。

　ボルク・モデルにもとづくこの二マップを作ることによって、健康と生活環境のつながりを可視化することができました。また住民の希望、力、直面する障害が明確になり、改善すべき点がわかりやすくなりました。各分野の責任がはっきりし、ステークホルダー間の関係と相乗効果も可視化されるので、協働しやすくなる。何よりビジョンの共有にとって、このマップはなくてはならないものでした。

ステークホルダー全員がマップ作成にかかわるプロセスで、それぞれの立場や考えかたが明らかになり、認識や期待のギャップを埋めていくことができた。それによって、住民たちのほうから、自分たちの健康改善のためのアイデアがたくさん出てきました。

フェンサーポルダー地区の健康レベルアップのために住民が出したアイデアは、住民間で「競り」にかけられた結果、八の小プロジェクトが選ばれ、そのうちの二つがルイ・ボルクの研究者によってモニターされることになりました。

地区内の健康センターで、家庭医、ソーシャルワーカー、借金返済コーチなどの専門職たちと週一度コーヒータイムをもちながら、インフォーマルなかたちで相談に乗ってもらうのがそのうちの一つ。この小プロジェクトは、既存組織の力を活用した一つの例です。というのも、すでにコミュニティハウスでのコーヒータイムがありました。そこでよく出る話題は自分たちで解決できない健康の問題だったことが、この小プロジェクトのインスピレーションだったのです。

ブロック10の内庭を菜園にして野菜を作るというのが、研究者がフォローすることになったもう一つの小プロジェクト。ブロック10は、フェンサーポルダー地区でも、シングルマザーや一人で住む女性が多いブロックでした。

住民たちによって選ばれたプロジェクト全体のスローガンは、「生き生きと伸びるフェンサーポルダー」。ロゴも住民が作成。ホームページがスタートし、ソーシャルメディアを通じての連絡も活発化していきました。

菜園の収穫

スタート時におけるフェンサーポルダー住民の、ポジティヴヘルスについての知識はゼロ。コンセプトを伝える集会をもち、さまざまなステークホルダーが一緒になって野菜作りに励む過程で、住民は自然にポジティヴヘルスについて学んでいきました。住民もほかのステークホルダーも、このような共同作業にかかわることが、いかに身体的、精神的、社会的によい影響を与えるか、たっぷり認識したそうです。

このプロジェクトを通じて、三年間で住民のレジリエンスが相当向上した、とルイ・ボルクの研究者は報告しています。自分たちの考えをはっきりと表し、共有するのを厭わないようになった。また、周りの人たちの考えを吸収する力と、情報収集力が明らかに改善された。時の経過とともに、住民同士で意欲を与え合うようになり、ポジティヴヘルスという共通ビジョンは、住民と専門職の人たちとのつながりを強くしたとも報告されています。

プロジェクトに直接かかわった女性たちだけでなく、周りの住民に与えた影響も大きかったとのこと。収穫期になると、九歳のヤジナちゃんもリードをとって、子どもたちのための野菜栽培レッスンと料理のクラスが、八回にわたって内庭で開催されました。炭火で調理した料理が完成すると、近所の人たちが集まって宴会という段取りでした。

ルイ・ボルク研究者が記した、このプロジェクトを成功に導いた要素。

- 住民が支持するプロジェクトで、住民が主導権をもったこと。

・持続可能な活動であったこと。
・焦点は健康でなく、住民のもつ力と希望であったこと。
・提供した知識・情報は、すべて住民を支援するものであったこと。

けれど報告者は、決して完全に満足していたわけではありません。

まず三年間は、補助金を打ち切るには短かすぎる期間だという点。頻度は減っても、フォローは続けるべきというのが彼らの意見です。ちなみにリンブルフ州のポジティヴヘルス化計画では、iPHのコーチングはそれぞれ三年間の三段階となっていて、コーチングは段階ごとに減って、当事者の完全自立を目指していくシナリオです。

次回はお金の問題にもっと注意を向けるべき。これもルイ・ボルクの研究者の結論の一つでした。借金はストレスの大きな原因。健康を目的とせず、借金から脱出して、社会参加することを目的とすべき。そうすればその結果として、健康を得られる。借金の解決は、必ずしも自己管理だけでできるわけではない。専門家を巻き込んだ支援も利用可能であるべきというのが研究者の見解でした。

このプロジェクトはテレビドキュメンタリーにもなったのですが、菜園プロジェクトに参加したある住民が、借金返済コーチの支援のもと、三年かけてようやく二万ユーロの借金を返済したのを、菜園仲間と祝うシーンがあります。この女性メリは、借金返済前と後では、表情、身なり、動きがまったく異なっていたのが印象的でした。菜園仲間とメリが一体となって、借金返済完了を心から喜んだのも感動的。

ちなみにメリが借金で心身がつぶれそうになった理由は、税金。メリは以前、問題を抱えた子どもを預かる仕事をしていたのですが、毎月収入を得るたびに、娘の生活費を援助したり、親類を助けたりで貯金はなかった。年末になって所得税がドーンときたけれど、とても期日までに払えなかった。延滞金が雪だるま式にふくらみ、よけいに対応できずにいるうちに、とんでもない額になっていたのです。

メリだけでなく、オランダでは借金の理由ナンバーワンが税金。というより税金の延滞金。次はスピード違反など司法面で科せられた罰金とその延滞金。第三位が健康保険料。決して贅沢品や薬物、アルコールなどに無駄遣いしているわけではないのです。小企業倒産の原因トップも税金。黒字倒産はたいてい、十分なキャッシュの余剰がなかったために税金が払えなかったケースです。

借金問題と関連して、次回このようなプロジェクトで試す価値があるのはベーシックインカムだというのも、ルイ・ボルクの研究者の結論の一つでした。いきがいもないがしろにできない。経済面の対応といきがいなしには、複数の複雑な問題を同時に抱えているコミュニティの持続的な問題解決にはならないというのが彼らの意見でした。

ですから二人は、現在のオランダ政府の禁煙と肥満症対策の大キャンペーンには批判的です。問題の症状を消そうとしているだけであって、原因に目を向けていないというのがその理由。遠まわりのようではあっても、本人自身の希望から始めるフェンサーポルダーのアプローチのほうが、持続性のある健康への道だというのが彼らの見解です。

このプロジェクトの最終ミーティングが行われたのは、二〇一九年一一月二六日。ルイ・ボルク研究所員による報告とフォーカスグループのメンバーの個人的な体験談から始まり、涙と笑いに満ちたミーティングになったそうです。

どれだけのエネルギーと友情が、住民と専門職としてかかわった人々の間に生まれたことか。どれだけの人々が、このプロジェクトをパーソナルな体験として受け止めたことか。「生き生きと伸びるフェンサーポルダー」は、その意味で特別なプロジェクトになったようです。

この最終ミーティングまでは取材されていないし、オランダ語ですが、二〇一九年に放映されたテレビドキュメンタリー「フェンサーポルダーの女たち」で、このプロジェクトにかかわった住民の体験をご覧ください（https://www.npostart.nl/2doc/18-05-2019/VPWON_1306922）。

昔からの住民は、以前このブロックでは、窓から外にゴミ袋を投げ捨てるなんて当たり前、隣の家から殴られている妻の叫び声が聞こえてくるのにも慣れてしまったという時期があったと思い出す。当時、買い物と子どもを学校に送り迎えする以外は、誰もが自分のアパートに引きこもっていて、隣人と言葉を交わすことなどなかったと振り返る人もいました。

言葉遣いから高学歴とわかる、スリナム人のあるステークホルダーは、家庭内暴力のある家で育ったけれど、母やほかの女性を救えなかった当時の無力感が、この菜園プロジェクトを提案するきっかけだったと打ち明けました。このプロジェクトは、彼女自身の癒しにもなったと思います。

一人暮らしのメリには息子がいるのだけれど、いまだに刑務所を出たり入ったりで、顔を見ることはない。

ある住民は、菜園プロジェクトで顔見知りになったスリナム人のソーシャルワーカーに頼んで、不登校の一六歳の甥に仕事を見つけてもらうのに成功しました。働き出した甥っ子を誇りに思って周囲の人たちに話したほんの数日後、彼女は刑務所でこの甥に面会するはめになってしまいました（物静かで素直そうな男の子のようだったけれど）。

もう一人の住民は、子どもと家にいるとき、ドアのベルが鳴ってうっかり開けたらピストルを突きつけられ、そのトラウマから立ち直れずにいる。

兄は船から落ちて溺れ死に、弟は射殺されたという女性もいました。

菜園作りのとき、踏み石がきっちりと並んでいないと気がすまない、完璧主義の女性が病気になった。心配した仲間が、彼女の分の野菜を収穫して届けたというシーンもありました。

そうかと思えば、立て続けに男に捨てられたある女性は、あるときふっきれ、自分がまだもっている力と自分を支えてくれる家族と仲間の存在を認識して、底抜けに明るくなったとか。

それぞれ困難な過去をもち、現在もさまざまな問題に直面しながらも、野菜作りを通じてコミュニティを形成し、そこから力を得ていく姿が淡々と、それだけに感動的に描かれています。

テッスル島の新しい世界

ルイ・ボルク研究所がかかわっているもう一つのコミュニティづくりプロジェクトは、二〇一七年に正式にスタートを切り、二〇一九年夏に最初の家が完成し、現在（二〇二三年夏）順調に進行中。ポジティヴヘルスのコンセプトが中心となっていること以外、あらゆる意味でこのプロジェクトは、フェンサーポルダーのプロジェクトと対照的です。

舞台は、アムステルダムをずっと北上して、少し陸から離れたテッスルという名の島。この島のデン・ブルフ地区に新しくできつつある住宅地を舞台として、おそらく困難な過去とはまったく関係ない人々の、新規のコミュニティデザインに協力しているのがルイ・ボルク研究所なのです。フェンサーポルダーでは、白人の姿がほぼみられなかったというのに、人口一万三〇〇〇のテッスル島の、ほとんどの住民が白人。いわゆる移民を背景とする人たちはわずか三・七%（オランダ平均一三・四%）。

農業もありますが、砂丘、ワイドな浜辺、バードウォッチングというような、自然を楽しむ、エコっぽいツーリズムが、断トツでメインの産業という土地柄です。

「ポジティヴヘルシー・テッスル連合」があるほど、テッスルという地方自治体の全体がポジティヴヘルスを掲げていて、住民の声をじっくり聞くことに重点を置きながら、さまざまなイニシアティブに取り組んでいます。ケア精神のあるコミュニティが健康にとって大切ということで、ポジティヴヘルスと生活環境のテーマを絵にしたような住宅地がテッスル島に出現することになりました。

プロジェクト名はビュートスカップ・デ・トゥーネン。たいがいデ・トゥーネンと呼んでいます。ビュートスカップはこの地方の方言ですが、無理やり訳せば「近所情景」。スカップは英語のランドスケープのスケープと同じ意味で、「広い眺め」です。

実はこれ、「住宅地」になるわけではないのです。自然地に、住宅を配置させていただくという思想なのです。自然を拝借して家を置かせていただく、コミュニティを作らせていただく。将来状況が変われば、大部分の家は別の場所に移すなり、解体して、自然が残るというのがプロジェクトの前提。

ですからデ・トゥーネンの建造物のテーマは「一過性」――移りゆくもの。現実は常に変化する。それに適応できるのが健康だという、ポジティヴヘルスの「適応する能力」の住宅版といえそうです。

デ・トゥーネンがよい例なのですが、オランダで最近ちょっぴり目につくようになってきたのが、住まいに「恒久的な臨時性」を求める動き。別の場所にそのまま動かせるタイニーハウスが最もわかりやすい形態ですが、解体できて別の場所で組み立て直せる建物、当初とは異なる用途にも使えるような設計などが含まれています。デ・クレルクの永遠に完成することのない建物なども、「恒久的な臨時性」を反映しているといえるかもしれません。

数世紀にわたってそびえ続ける、堅牢な建造物を建てるのに優れていたヨーロッパでは新しい視点です。一時的な住まい、取り壊せる住まいといっても、エコでなくてはならない。これは重要な点です。

テッスル地方自治体とヴォーンタイ住宅公団の共同計画で、一〇〇軒建てることになっている社会的住宅は、二〇年を目途に、別の場所に移すことを想定した設計となっています。それでこの一〇〇軒は「ライトな」（軽い）設計・建築資材の、高品質のプレハブです。

四〇軒は自由市場向き。その一部は家賃に上限のない賃貸用で、中・高所得者向け。一部は分譲住宅。自由市場用は将来の移動を想定していないので、レンガなども使われるし、サイズは大きめ、設計はどちらかというと従来タイプとなっています。

臨時的な住宅も含めて、できる限りこの地方の伝統的な建築デザインと、昔ながらの控えめな色づかいを採用するようにしているそうです。ただしタイニーハウスなど、小さくて将来移動させる予定の住宅に関しては、色は控えめでも、設計は必ずしも伝統的デザインではありません。すべての住宅は省エネタイプ、家によってはエネルギーはすべて自給自足の「エネルギー・ニュートラル」です。

永遠を目指すのは自然であって、建造物ではない。道路はハードなタイプの舗装ではなく、雨水を吸収しやすいタイプの材料を使っているし、路地も自然にやさしいように気をつけています。植物・樹木の選択とランドスケープのデザインには、建築以上に注意を向けているとのこと。

デ・トゥーネンのもう一つの特徴は、最初から住民主導型で、互助のコミュニティを目指しているということです。ここではハード面のイノベーションだけでなく、ある意味では昔に戻る、社会面でのイノベーションも重要なのです。

デ・トゥーネンは七のエルフから構成されていて、各エルフがコミュニティの単位となっています。エルフは(小)荘園といっていいと思います。一昔前まで、オランダの豊かな農家は、所有地内に母屋、小作人の家、納屋、自家用の畑などで構成されているエルフであるのが一般的でした。デ・トゥーネンのエルフは、それをイメージしています。ホフが基本的に同一設計の住宅が集まったコミュニティであるのに対し、エルフは異なるサイズとタイプの住宅でコミュニティが形成されていると考えていいでしょう。

ここのスペースは、個人に属する部分、各コミュニティ(エルフ)に属する部分と公共の部分の三種となっています。

どの家にも小さな庭があります。各エルフには、その住民によって目的が決められ、維持管理されるコミュニティ・スペースがあって、一部は何らかの園芸・栽培をすることになっています。共同の物置・納屋もあります。駐車場は家の近くでも、目に触れにくい場所。

フックエルフという名のエルフにある恒久的な住宅二〇軒は、一〇軒ずつノバリスとタンタ・ヤンスという二組織が所有することになります。ノバリスは、生活にガイダンスを必要とする若者に住まいを提供し、タンタ・ヤンスは、認知症のある人たちが、場合によっては伴侶と一緒に、できる限り自立して住む家を提供します。二組織共同のリビングルームと二四時間ケアの介護者の控室があるし、休憩所のような場所も共同スペースとしてあります。フックエルフには、一般の人たちが住む家もあって、インクルーシブなコミュニティとなります。

タイニーハウスは、マースエルフという エルフに六軒あって、それぞれ最大で三五㎡。マースエルフは、住民たちが共同開発者という位置づけの、CPOと呼ばれる一種の協会のような法的形態になっています。

一過性～臨時の家というコンセプト、ライトな空間計画、タイニーハウス、「揺りかごから揺りかご」の循環型建築、廉価でも高品質の建築、インクルーシブなコミュニティづくり。それぞれ、ほかにもいろいろと例はあります。けれどそれを一堂に、とくに社会・福祉面を強調しながら展開するプロジェクトは、そうやたらないでしょう。

フェンサーポルダーと違い、デ・トゥーネンに住む予定の人たちは、ポジティヴヘルスのコンセプトも、ここの社会的責任も承知したうえで、住民になる人たちです。企画段階から、将来の住民を含むステークホルダーたちは、ルイ・ボルクがファシリテートするワークショップに参加し、ビジョンを共有しながら、話し合いに話し合いを重ねて、自分たちのコミュニティを実現していくのです。

犯罪の蔓延による恐怖がコミュニティづくりを妨げていた状況から、失敗もありながら、新たなつながりを築くプロセスを重ねてきたフェンサーポルダーの菜園。デ・トゥーネンの場合は、戦後個人主義が各自に自由をもたらしたとはいえ、行きすぎて共同体意識が失われてしまったことと、個性を失った住宅地開発の反省がバネになっているようです。ここではポジティヴヘルスが、コミュニティの遺伝子になる可能性がありそうです。

二〇一九年一月に、わが家からそれほど遠くないルイ・ボルク研究所で、初めてテッスル島のデ・トゥーネン計画についてプレゼンをしてもらったとき、想像図のビデオも見せてもらいました。自然の環境を強調するためだと思うのですが、バックの鳥のさえずりがかえって不自然で、プレゼンの内容もきれいごとばかりのようで、とうてい実現できるとは考えられなかったことを思い出します。

まだ入居は半数にも満たない時点ですが、このコンセプトは大成功のようです。顔を合わせ、一緒に作業する場があることで、物の借り貸しがあるし、助け合いもある。それに、住宅自体にもみなさん大満足とのこと。

一九七〇年代に世界中から建築家や都市計画者がバイルマーに押し寄せたように、そのうちビュートスカップ・デ・トゥーネンにも世界各国から視察団が来るかな？　バイルマーのオリジナル版が、建築家の大胆で理性的なシンプリシティに基づくコンセプトだったのに対し、ここは野あり、林あり、水辺あり、畑あり（になるはず）のバラエティに富む土地に、住民同士が知恵と体験とニーズと希望を分かち合い、時とともに移り変わっていくことを最初から想定しているコミュニティの場。

これから数年間にわたって私たちがデ・トゥーネンから学んでいくことは、将来の地域計画とまちづくりにきっと影響を与えることでしょう。

港まちのクモの巣

オランダの地方自治体の半数以上がポジティヴヘルスを掲げていますが、それぞれ異なる取り組みかた、徹底の度合いがあります。オランダのずっと北部、対岸はドイツという人口四万五〇〇〇の自治体デルフザイルでは、ユニークなかたちでポジティヴヘルスのクモの巣を適用中です。

もともと自治体がポジティヴヘルスに熱心で、「インスピレーション・ブック」という位置づけの、『ポジティヴヘルス学びの園—地区と村における自己主導と生活環境』という小冊子もあります。けれど適用範囲がもっと広そうなのが、トーマス・ステーンスマという若い建築家が制作した、クモの巣の空間計画版です。デルフザイル市の現時点の生活環境を評価し、改善計画を立てるのに使われました（図8－4）。

医療機能をもつ建物ならいくらでも設計されるのに、どうして健康の視野から設計することがないのだろうと疑問に思ったのが、ステーンスマが生活環境に興味をもったきっかけでした。彼はポジティヴヘルスのクモの巣の次元の指標を、空間のテーマに置き換えました。たとえば「日常機能」のもとには「公共交通機関利用あるいは徒歩でアクセスできる基本的な施設」、「暮らしの質」では「特徴ある建造物」や「健康的な食品のアベイラビリティ」など。「社会とのつながり」では、「住民同士が顔を合わせ、一緒に活動できる場所」が一例です。

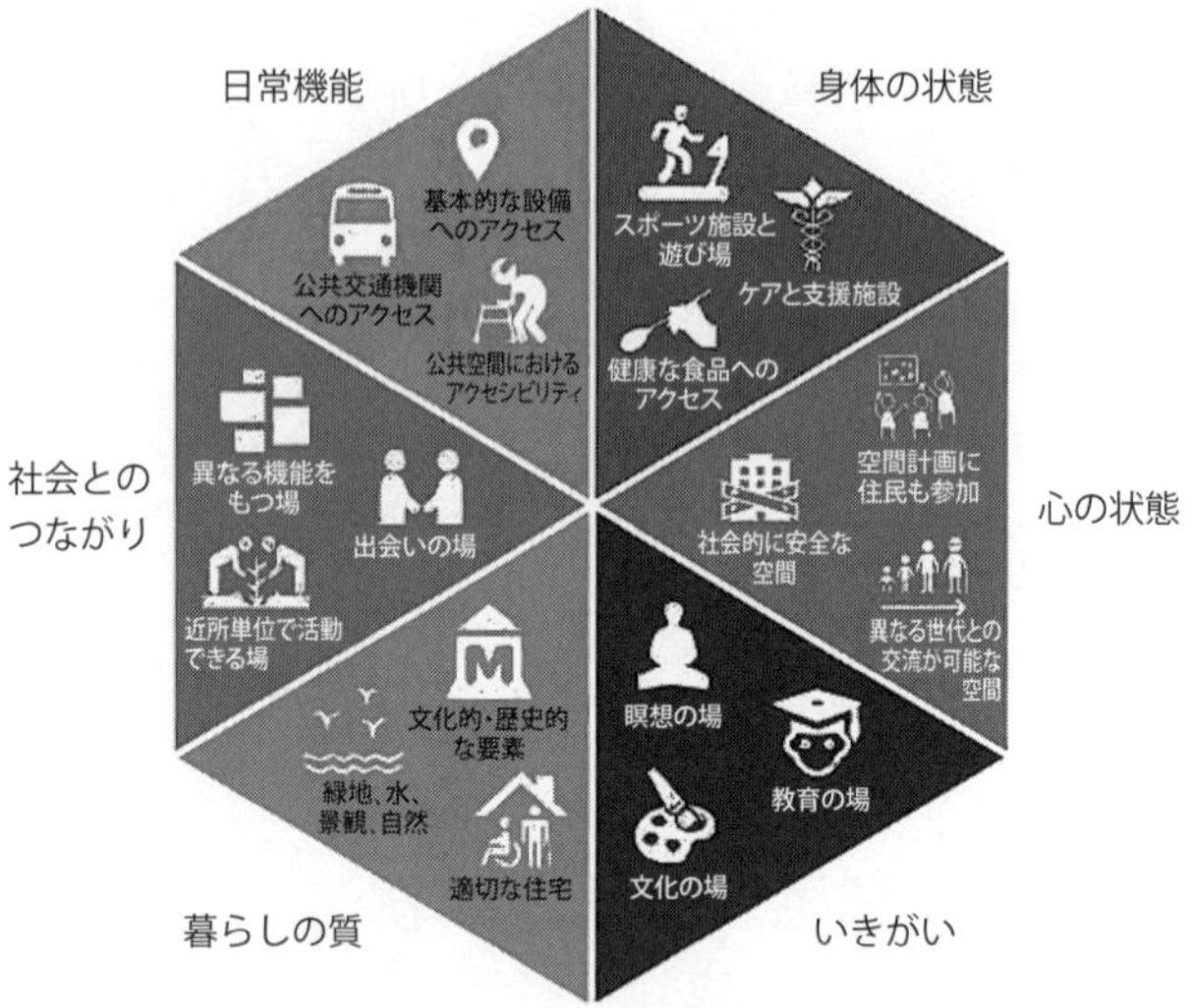

次元と指標：M. Huber　空間関連のテーマ：H.T. Steensma

図8-4　空間計画版クモの巣

この空間計画版のクモの巣ができてから、ステーンスマはヒアリングをしました。デルフザイル市街地の地図に、クモの巣の「特徴的な建物」とか「基本的な施設」などをマークし、それらが十分であるか、気軽に住民同士で顔を合わせることができるのはどこかなどを尋ねました。その結果、高齢者がスポーツをしたり、身体を動かせる場所が少ないこと、市街地では歴史的・文化的な側面が欠けていること、気軽に住民同士で話をできる場所が少ないことが判明しました。有機野菜を買うことはできても、住民自身で栽培できる場所がない、デルフザイルの最も大きな特徴である港へは、階段があったり、交通量の多い道路を渡らなくてはならなかったりで、市民にとって決してアクセスがよくないことも住民の苦情のもとでした。ポジティヴヘルスのクモの巣からみると、暮らしの質、身体の状態、そして社会とのつながりのスコアが低かったわけです。

住民から得た情報をもとに、ステーンスマは、住民がもっと頻繁に行きたいという、古い港周辺の改善計画を作成しました。産業地化していたエリアに散歩ルートや、港を楽しめる場を設計し、緑を多く取り入れる。既存の建物の用途を、健康的な食事を提供するレストラン、フィットネスセンター、ケアホテルなど住民を引きつける用途に変える。イノベーティブで健康によい、海産品の加工工場を検討する。以前貨物を扱っていた場所は、イベントを開催できるようになっていたのですが、それまで住民向けのイベントはほとんどありませんでした。住民にとっても魅力あるイベントを企画するように市に勧めるため、ステーンスマは設計案を市に提出しました。

空間計画版クモの巣を使うと、関係者は全体像が理解でき、具体的な話を進めやすいというのがステーンスマの経験でした。市は自治体の活動に、ポジティヴヘルスをさらに統合的に適用すると決めました。

この空間計画版クモの巣は、まだ決定版ではないそうです。けれどステーンスマは、このようなクモの巣を利用して設計するにあたって、以下を奨励しています。

- デザインにはできるだけ長く時間をかけ、安易に解決策に至らないようにする。クモの巣で全体を把握しながら進むことによって、最初に考えついたのとは相当異なる点を強調する必要を感じるようになるかもしれない。
- クモの巣の記入には、住民に参加してもらい、住民の体験を中心に検討したうえで、計画を立てる。設計は住民の健康感に貢献するものでなくてはならない。
・地図は抽象的すぎるので、話し合いにはできるだけモデルを使う。木や家のモデルを動かしながら説明すると、わかってもらいやすい。
・話し合いは、常に主要なステークホルダー全員に同時に集まってもらい、統合的なインプットとなるようにする。
・村や地区全体の住民が出席できる集会をもって、そこで住民から情報を得る。街頭インタビューをする場合、インタビューしたい相手に注意を向けてもらうには、クリエイティブな方法を用いると効果的。

ステーンスマが制作した空間計画に役立つクモの巣は、ほかの自治体でも利用されること間違いなしだと思います。

9章　レジリエントな自治体

レジリエント・シティ

これまでコミュニティとか地域というと、おもに地区レベル、場合によっては地方自治体の村や町、あるいは隣近所というスケールを指していました。ここではもう一つ上の規模である、オランダでは「ヘメンテ」と呼ばれる市町村レベルの地方自治体に目を向けてみます。もっともオランダで一番大きな都市・ヘメンテであるアムステルダムも、人口八六万程度、自転車で移動できる広さなので、日本の大都市というイメージではありませんが。

回復力という意味の「レジリエンス」は、個人、コミュニティ、企業、そのほかの組織の生存、適応、そして成長する能力として捉えられています。「しなやかな強さ」といってもよく、ポジティヴヘルスの適応力と同じことを指しています。

レジリエンスが都市と関連して使われる表現になったのは、ロックフェラー財団が、レジリエンスに富む世界各国の一〇〇都市を選出して、二〇一三年から二〇一九年までさまざまなかたちでこの一〇〇都市を支援したことと関係があると思います。「100レジリエント・シティ」が、ほかの都市がレジリエント化するインスピレーションになることを狙った大プロジェクトでした。日本では京都市と富山市が、100レジリエント・シティの仲間入りをしました。オランダのメンバーは、ロッテルダム市とハーグ市。

レジリエンスが求められるのは、突然襲う外的な性質の「ショック」と、慢性的で、じわじわと忍びよる内的な性質の「ストレス」の両方に対してです。世界中の都市には気候変動、グローバル化、人口の集中という共通の課題がある。多くの都市はさらに、人種差別、暴力、インフラの老朽化、貧困という問題も抱えている。これらは「ストレス」に相当するのですが、災害のような「ショック」があると、慢性的なストレスが過激なかたちで表面化するのは、コロナ禍でも明らかになりました。

レジリエント・シティは、ポジティヴヘルスの都市版だと私は思っています。ポジティヴヘルスが個人の健康から始まってコミュニティへ裾野を広げていったのに対し、レジリエント・シティは市の行政から始まって、市民の健康も視野に入れるようになっている。出発点は異なるけれど、両方とも適応力志向で、統合的・ホリスティックにものごとあるいは人間を捉える姿勢です。それと社会的なつながりを重視するのも、両者の類似点。これは私個人の印象ですが、ポジティヴヘルスもレジリエント・シティも、どういうわけかワクワクとさせるのも共通点。

穀物や飼料を保存するサイロは、円筒形で孤立して突っ立っているので、サイロとサイロの間にはつながりがない。統合的とかホリスティックというと、まずはほかとつながることのないこの「サイロ思考」を捨てなくてはならない。「サイロ思考を捨てる」という表現と並行して、オランダではよく「垣根をとりのぞいた」取り組みという表現を使いますが、要するに、ある事象なり問題なり人に関して、部署や関係者がバラバラに取り組むのではなく、有機的・統合的に取り組むことを指しています。

100レジリエント・シティには、市長に直属するチーフ・レジリエンス・オフィサーがいて、自治体内の異なる部署やステークホルダーと連携しながら、レジリエンスに関するコーディネーターとなっています。レジリエンスがすべての政策を貫く概念になっていることを確認するのも、チーフ・レジリエンス・オフィサーの任務です。

レジリエント・シティの根本となる原則は、内省的であること（過去の経験を意思決定に活用できる）、機知に富んでいること（代替案を思いつける）、インクルーシブであること（すべてのステークホルダーが考慮されている）、統合的であること（異なるシステムや組織がつながっていて相乗効果が創出される）、頑強であること（しっかりとしたシステムが、しっかりと管理されている）、余剰があること（計画にゆとりがあって、非常時に対応できる、特定の問題に関して複数の対応策がある）、そしてフレキシブルであること（変化に対応できる）。

「都市のレジリエンス枠組み」には、健康とウェルビーイング、経済と社会、インフラと環境、そしてリーダーシップと戦略の四側面から、都市のレジリエンスを育成するノウハウがまとめられています。

二〇一一年三月一一日があまりにも衝撃的であったせいだと思うのですが、日本ではレジリエンスというと、災害復興とか防災をイメージすることが多いようです。オランダでも洪水の可能性は常につきまとうのですが、今はどちらかというと難民・移民の問題のほうが大きい。このテーマは当然人種差別、貧困、教育にもかかわってきます。

地球にやさしいエネルギーを日常生活で使うことや、これまで紹介してきたさまざまな住みかた・暮らしかたも、レジリエントな都市づくりの一環と解釈していいと思います。

ポジティヴヘルスのツールはクモの巣ですが、レジリエント・シティにはシティ・レジリエンス・インデックス（CRI）があります。体系的でグローバルに適用できる、自己評価のオンラインツールで、その都市特有の強い点と弱い点を把握できるとのこと。最初の評価を出発点として、後日の状態を比較することになっています。またどの関係者のインプットが効果的であったか示すことができて、内部でも、市民に対しても透明性が向上するそうです。

自律的な自治体

オランダでは、以前中央政府の管轄であったヘルスケアの一部と福祉の大部分が、地方自治体（ヘメンテ）管轄となって、地方自治体の責任が重くなるのと同時に、自律性が高くなりました。

中央政府が予定している政策を先取りする地方自治体の例は、ユトレヒト市。雪だるま式に増える「問題借金」の早期解決を検討すると政府が発表してから、半年たっても具体的な動きがなかったところ、ユトレヒト市は独自の取り組みを打ち出しました。

家賃や税金などの滞納とその罰金が重なって、自分自身で解決できなくなった借金の問題について、ユトレヒト市の住民が援助を求めたとします。それまで市は、申請住民の経済状態を調べ、返済請求者と話し合いをして合意を結ぶという準備段階に一一ヵ月かけ、返済期間は三年となっていました。けれど借金問題が残っている限り、借り手には大きなストレスがあり、健康にも社会生活にも悪影響があることをふまえて、まず準備期間を二ヵ月にしました。いったん貸し手との合意が成立すると、借り手にとって唯一の貸し手は市となり、市が受け取った額は、市がそれぞれの貸し手に支払う。二年後、借金の残額が一〇〇〇ユーロ以下であれば、借り手はそれを返済しなくてよい。ただし市は貸し手に合意通りに支払う。これがこの新しい取り組みかたで、つまり自治体としては、一人につき一〇〇〇ユーロまで借金の肩代わりをする可能性があることになります。

通常、一人当たりの借金額は一万ユーロを上回るけれど、毎月借金返済にあてられる金額は五〇～一〇〇ユーロとのことです。貸し手側にとってみれば、たいがい合意額は、利子や手数料も考慮すれば請求できる額よりずっと少ないのですが（場合によっては九〇％免除）、自治体がかかわることによって、実際に合意額を受け取れるというメリットがあります。この新しい取り組みによって、それまでの住民の借金問題解決予算を一〇～一五万ユーロ程度上回ることになるとユトレヒト市は見ているのですが、申請者の状態が早く健全になれば、市にとってのメリットもあるのは明らかです。

アムステルダム市は、住宅組合の設立など市民のイニシアティブによる住宅対策に協力的ですが、ホームレスの対応も自治体の責任となっています。

二〇二二年に約半年間の予定で、アムステルダム市は一四人の「経済的ホームレス」（依存症者やメンタルヘルスの問題を抱えた人ではない、最近失業や離婚をしたことでホームレスとなった人）に、市庁舎内に泊まる場所を提供することにしました。市庁舎はオペラ座に隣接する、アムステルダムでも最高のロケーション。改築に備えて空く部分を、工事が始まるまでホームレスに提供することにしたのです。アムステルダム市と、ホームレスのガイダンスなどで市に協力する「レインボーグループ」は、一時的に空く事務所やそのほかの場所を、ホームレスに提供するよう呼びかけています。そうです、「機知に富んでいる」もレジリエンスの条件の一つです。

ヘメンテの自律性が高くなったことのもう一つの側面は、州政府・中央政府を飛び越えて、とくにヨーロッパ内の都市同士のつながりが目立つようになってきたことです。昔のような儀礼・お祭り的な姉妹都市ではなく、もっと実質的な、理想とか共通の問題の解決に向けてのつながりで、100レジリエント・シティのネットワークもその例の一つです。

やはり都市のレジリエンスを追求する世界の都市ネットワークには、シェアリング・シティーズ・アライアンスもあって、アムステルダム市はこちらのメンバー。難民の受け入れに積極的なヨーロッパ都市のネットワーク、「難民を歓迎する都市」もあります。

二〇二〇年春、ヨーロッパの一一都市は、ギリシャの緊急要請に応じて、レスボスの難民キャンプにいる家族のいない子ども難民二五〇〇人を受け入れることにしました。オランダでも自治体の約半数が、その呼びかけに応じる意思があることを表明したのですが、「これは体系的な解決策ではない」という理由で、オランダ政府は子ども難民の受け入れを認めないと決めたのです。この場合子ども難民はまだ入国していないので、自治体として引き受けるのはほぼ不可能だと思います。けれど過去に、居住許可が下りなかったのでオランダから出なくてはならなかった難民を、自治体がかばい続けたことがありました。そのときは「ベッド&ブレッド」という表現で、最低限のケアを与えたのです。

自治体がその信念に基づいて中央政府の指導と異なる道を選ぶことがあるのは、オランダだけではありません。二〇一九年に出版されたダニエル・アルドリッチ著 *Black Wave* は、東日本大震災の際の自治体の動きをくわしく追っています。その規模と複雑性を考慮すると、東日本大震災では住民の生存率が非常に高かったことが世界の注目を浴びた一方、地域間で生存率と回復のスピードに相当な差があったことにアルドリッチは注目しました。彼はその理由を、住民とコミュニティが維持してきたネットワークとガバナンスに見出しました（この場合ガバナンスというのは、異なるレベルの政府・行政を指しています）。震災直後と復興の段階で、中央政府の勧告に応じず独自のビジョンに基づく計画に迅速に取り組んだ自治体と、中央政府のガイドラインに従った自治体が比較されました。

村のことは村民が一番よく知っている。当事者に耳を傾けずに、東京や県庁のお偉い役人がよかれと思って作った計画や法律は、無駄遣いと悲惨な結果をもたらす場合があることを表す、興味深い調査だと思います。オランダでは、バイルマーでたっぷり経験したことと類似点があるようです。

白アスパラの縁

ここでちっちゃなヘメンテのレジリエンスの見せどころの例を紹介します。

大都市では人口集中化の問題が山積みですが、地方の自治体では人口減少が大きな問題。リンブルフ州の過疎地といってよい、一六の村から構成されるホースト・アーン・デ・マースというミニ自治体では、長年外国との接触がありました。どうしてこんな片田舎に外国とのご縁があるのかといえば、ここは白アスパラの産地で、収穫シーズンになると大勢の季節労働者が必要となり、とくに東欧からの季節労働者なしには成り立たないからです。

この自治体は二〇一六年から独自の移民プログラムを始めて、季節労働者ウェルカム、どうぞ一年中いてください、という政策を展開しました。中央政府の移民政策がどっちつかずなので、自分たちで決めた路線です。

まずは移民労働者に快適に住んでもらうために、社会的住宅をどんどん建設しました。村で社会参加していただけるように、オランダ語習得コース、オランダ人住民が移民の相談に乗る「参加サークル」など、さまざまな企画も出そろいました。

この自治体ではすでに一〇〜一五%の住民がポーランド人で、村に活気を与えているとのこと。ポーランドスーパーあり、ポーランドディスコあり。村の教会もポーランド人が礼拝に来てくれるからこそ、存続可能。ポーランド人なしには、一般向けスーパーもつぶれてしまうところでした。最近はルーマニア人とブルガリア人も目立つようになってきたそうです。

きっかけはアスパラでも、自治体は「タレント・スキャン」をして、別の分野でも働けるように支援する予定です。今後、ケア従事者がさらに必要になるのは明らかなうえに、それほど遠くないまちにロッテルダム港とドイツとの間のロジスティックセンター群があるので、そこでも就職口はあるのです。

自治体のスタンスは現実的です。何も手を打たなければ自治体の人口は高齢化し、ゼロに近づいてしまう。ハーグの中央政府は、実質的な援助になるようなことはしてくれていない。それなら自分たちでやってみるだけさ。

結局オランダ政府はレスボスの子ども難民を（たったの）五〇〇人受け入れることにしたのですが、年間受け入れ難民の総数は変わらないので、実質的には増加なし。それでも現在ドイツがリーダーとなって、ヨーロッパの自治体が難民を直接受け入れる動きが活発になってきているのはたしかです。国単位で難民を受け入れ、とりあえず中央収容所に送り込み、そこから受け入れ先自治体に行ってもらうのではなく、永住する自治体に直接来てもらうようにするのです。人道的・倫理的な案であるうえ、治安面でも効果的なやりかただといわれています。ホースト・アーン・デ・マースのように、動機が経済的なものである場合、自治体と企業が共同スポンサーになることも考えられるとのこと。

というわけで、オランダの移民政策、あるいはヨーロッパの移民政策は、地方自治体主導になっていく可能性があります。ただ心配なのは、社会支援法の導入でもみられたように、自治体間にバラツキが出てしまうこと。

けれどホースト・アーン・デ・マースのパルマン市長（自治体首長）の見方は、「ローカルの問題はローカルで解決する。何も難しく考える必要なんてないよ」。

そちらのほうが、ポジティヴヘルス的ですね。個人の健康のことは本人主導、自治体のレジリエンスのことは自治体主導ということでしょう。

経験専門家

アムステルダムで始まった、人間関係を重視する福祉の取り組みが成功を収めています。福祉のプロと、何らかの問題を経験したことのある「経験専門家（ervaringsdeskundige）」の組み合わせで、問題が解決するまで要請者を支援するというのが、基本的なアプローチです。このプロジェクトだけではないのですが、官僚言葉ではなく、住民が慣れている話しかたで説明し、力になってくれる経験専門家の存在が重視されるようになってきています。

アムステルダムのニューウェスト地区には一五七もの国籍の人たちが住んでいますが、ここは貧しい人の比率が高い地区です。隣家のバルコニーをつたってようやく家庭医にたどりついた、この地区の住民でモロッコ人のDV被害者ハキマは、妊娠していました。家庭医のアドバイスでハキマが「地区ポイント」に行くと、ソーシャルワーカーと経験専門家のチームが彼女を担当することになりました。

経験専門家と話し合った結果、ハキマは、自分には三つ達成したいことがあることを認識しました。親の反対した男性と同棲したので、実家に出入りできなくなっていたのですが、家族との縁を復活させるのがその一つ。積み重なってしまった借金の返済がもう一つの希望。三番目のゴールは、自身が「経験専門家」として働くこと。自分が助けられたように、ほかの人たちを助けられるようになり、生まれてくる子に対して、恥ずかしくない親になりたかったからです。

家族と仲直りするのが先決と、経験専門家はアドバイスしました。これは男性と縁を切ることで、比較的簡単に実現しました。

借金のほうは、アムステルダム市と一定の契約を結ぶことによって、アムステルダム市が肩代わりしてくれることになり、いったん無借金になることができました。けれどガイダンスを受けることと、毎週決まった金額で生活することが条件で、この条件を守らないと、自治体が提供してくれる住居から出なくてはならないという契約内容となっています。

ハキマを担当した経験専門家は、自分は市のために働いているのではなく、一緒にどんな試練にも立ち向かう心構えであることを、ハキマに納得させました。その経験専門家は頻繁にハキマに電話をかけて様子を確認し、病院に同行し、一緒に役所に出向いて交渉しました。疾病給付金が切れ、ハキマが事前に生活保護を申請していなかったので生活費がなくなってしまったとき、通常より早く生活保護が給付されるように交渉もしてくれました。

この経験専門家自身、過去に一二年かけてようやく借金を返済した経験があるので、ハキマがいかに借金があることを恥じていて、自己嫌悪感が強いか承知していました。自分自身で問題を解決できないことはわかっていても、援助を求めるのがいかに難しいかも知っていました。さまざまな問題を一緒に解決していくうちに、ハキマは自分に自信がもてるようになっていきました。

アムステルダム市には通常の福祉の窓口もありますが、経験専門家も含むソーシャル・ビュートチーム（社会的近所チーム）もあります。複数の問題を同時に抱えている世帯にはチームの一人が担当者になり、その世帯のために考えられたすべてのタイプの援助の窓口となって、官僚的な対応では扱えない住民のためのクッション役兼コーディネーターとなっています。けれどいまだに政策が、それを実施する者以外によって策定されるので、一般市民の多くにとってすべてが複雑すぎ、必要以上の問題を抱えることになるというのが、現場の声だそうです。

またアムステルダムの住宅公団ロッチデールは、社会的住宅を提供するだけではなく、社会的住宅近隣のまちづくりにも積極的にかかわるようになり、ソーシャル・ビュートチームや既存のコミュニティ集会所と協力して、すべての支援団体が一ヵ所に集まるコミュニティセンターを設立しました。さまざまな支援はあっても、支援組織間のシナジーがないために、不合理になっている現状を改善するのが目的です。ロッチデールは一二年計画で、住民の声を反映する社会的住宅と地区のリノベーションを実施すると決めました。

母親のちから

アムステルダム・ニューウェスト地区のロードワイク通り周辺の住民は、おもにモロッコ人です。住宅公団が所有するこの通りの建物の一画で、小さな衣料店を経営するイルハメ・グリナーテは、借金返済コーチでもあることが知られると、ベルベル語しかできない近所の女性たちから相談をもちかけられるようになりました。そういうインフォーマルなかたちで近所の問題を把握したうえで、イルハメが発足させたのが「母親のちから」。

これは、ロードワイク通り周辺のモロッコ人の母親たちが、午後五時から八時頃までグループで近所をパトロールしながら、モロッコ人の少年・少女に声をかける活動です。オランダでは義務となっている身分証明書を所持しているか、自転車のライトが機能しているかなどに注意をうながし、批判抜きの「聞く耳」をもつのが彼女らの任務です。

「母親のちから」のメンバーは、みずから望んで警察で訓練を受け、「自分たち自身の安全がまず大切」ということを学びました。公衆衛生局ではコロナについて勉強し、正しい情報を若者たちに伝えられるようになりました。何か異常があったらすぐに地区警官やユース・ソーシャルワーカーに連絡できる体制なので、ロックダウン中、騒動を未然に防げたこともありました。でも一番説得力のある母親パワーの証は、故障した車を押してあげることかもしれません。

このアムステルダム・モデルにインスピレーションを得たのかどうかは不明ですが、私が住むまちにもボランティア「近所おかあさん」がいることを知りました。

訓練を受けたおもにイスラム教徒の女性が、移民系の住民が多くいる地区で、午後、チームで子どもたちの遊び場を回るのが活動の中心であるようです。のけ者にされている子どもたちが仲間に入れてもらえるようにしたり、遊び場や近所でオランダ語のできない人が困っている様子であれば、助けの手を差しのべるとのこと。遊び場でいじめを防ぐことは、学校でいじめを防ぐことにもつながるそうです。

アムステルダムの場合と同じように、アーモスフォートの「近所おかあさん」の活動は、各自の知識と自信を増すのに貢献し、チームメンバーの友情を深めることにも大いに役立っているようです。一方「母親のちから」と違って、アーモスフォートの「近所おかあさん」は日中だけ活動するのですが、こちらには「近所おとうさん」も控えています。「近所おとうさん」は、おもに夜間、近所を歩き回って、男の子たちに声をかけるのが任務です。

アウスターリッツのDIY

これはとくにポジティヴヘルスを掲げた動きではないのですが、精神的には完全にポジティヴヘルスと私が思う事例があります。ザイスト自治体に属する、アウスターリッツという、森の中の人口一七〇〇という小さな村です。

ここでは高齢化が進んでいました。オランダでは原則的に住民は車で一五分以内の家庭医に登録することになっていて、すべての医療は家庭医を通じて受けることになります。家庭医は登録住民の医療・福祉記録を一括的に管理します。けれど現在オランダは深刻な医療者不足で、家庭医も不足しています。この小さな村で開業する家庭医はいなくなってしまいました。そうなると在宅医療を除くすべての医療は、六キロ先のザイスト市に行かなくてはならない。ナーシングホームもないアウスターリッツでは、自立して自宅に住めなくなった高齢者は、住み慣れた村に残ることができなくなってしまったのです。アウスターリッツとザイストの間の公共交通機関といえば、一時間に一本あるバスだけ。高齢者にとって不安な環境となったのですが、一方、住民は年をとっても住み慣れた村に自立して住み続けたいという強い気持ちをもっていました。この村では住民主導で、このジレンマを解決しました。オランダ社会では、アウスターリッツの住民が選んだ道は「Do It Yourself（DIY）の福祉・医療」だといわれています。

もともとこの村では、さまざまなクラブや団体の活動がさかんでした、情熱的な活動家、実務家タイプの住民や、お役人と掛け合うのにおじけづかないインテリタイプの住民も、活躍する機会があったわけです。年をとってもこの村に残って自立した生活ができるようにするという共通の具体的な目的に向かって、異なるスキルをもった村民が力を合わせ、すべて完全無償のボランティア・ベースで、一つずつできることから実現していきました。

まずはタクシーサービス。車の運転ができなくなった住民がザイスト市の医療・文化施設あるいは友人に会いに行くのを、ガソリン代だけ出してもらって運転するサービスです。買物サービス、大工・庭仕事サービス、デジタル支援、話し相手と散歩相手になるバディも名乗りを上げました。目薬を必要とする隣人の役に立てるように、数人のボランティアは目薬をさす訓練を受けました。一人住まいの人たちの緊急連絡先になると申し出たボランティアもいます。

さらに村民同士で二週間ごとに食事を共にすることになり、村をあげての遠足や、すべての年齢の住民が楽しめるお祭りも定期的に開催されるようになりました。

このような企画が実施された実績があったところに、一〇年前、村民によって「ケアするアウスターリッツ」という名の「協同組合」が新たに設立されました。財団あるいは協会という形態だった既存のさまざまな活動が、この協同組合とネットワーク化されてから、次の章で紹介するトリオドス銀行もかかわる不動産の投資もするというめざましい発展がありました。まずは、立派なコミュニティハウスが建てられました。このコミュニティハウスの一階は、小学校、託児所、自由に本を持っていったり寄付してよい図書館、村民ディナーの会場となるカフェ・レストラン、ジム、ヘアサロン、集会場、そして訪問看護事業所と理学療法診療所があります。二階には若者と高齢者向けにミックスされた低所得者用のアパートが二五あり、さらにコミュニティハウスの裏側には、この村で生まれ育った若者が村に残れるように、若い家族向けの分譲住宅と、「自由市場向け」の賃貸高齢者住宅が建てられました。コミュニティハウスの向かいは、幼児用の遊び場になっています。

「アウワ・カンプ」というパブもDIYです。三回破産したのですが、村唯一の飲み屋がなくなることを嘆いて、財団のもとにある有限会社として、週四日だけ、村のボランティアが経営とスタッフ業務の一部を担当して運営しています。アウワ・カンプは午前一時まで村民が集まれる貴重な場所となっています。

「代替市議会」といわれることもある協同組合「ケアするアウスターリッツ」は、ある意味ではザイスト自治体と競争する立場にあるのですが、自治体の財源なしには幅広く活動を続けることはできません。着々と実績を築いて、自治体や医療機関の信頼を得ていきました。

自治体管轄の社会支援法の適用を得て、現在村には二人の有償支援者がいます。二人とも村民です。一人は三〇年あまり理学療法士として働き、現在「村サポーター」の肩書をもつマリアン・フェーネマで、村民の大半の名前を知っています。マリアンに電話一本かけさえすれば、彼女かもう一人の有償ワーカーであるケアコーディネーターのヘンリエット（訪問看護師）が、適切なボランティアに連絡し、ザイスト市役所の適切な窓口と掛け合い、必要とする医療施設と連絡するなど取り計らってくれます。たとえば電動スクーターが必要な場合、個人として申し込むには市役所の複数の窓口とやりとりしなくてはならないのですが、アウスターリッツの村民は、マリアンに電話をかけるだけでよいのです。二人の村のサポーターは福祉を扱う社会支援法、日本の介護保険法に相当する長期ケア法など、介護度を必要とする機関の認定の準備段階も行うことができます。

ザイスト市は、アウスターリッツの村サポーターを、自治体の正規の窓口、あるいは福祉チームとして位置づけるようになりました（ただしマリアンはあくまでもケアするアウストリッツ協会に雇われています）。というわけで、彼女に電話をかけるだけで医療・福祉の問題は解決できるという信頼感をもつ村の高齢者は、とりたてて医療機関もないこの小さな村でも安心して暮らしています。今まで高齢者ケア中心に活動していたのにもかかわらず、若い村民たちも連帯意識で組合員になっていたのですが、すでに放課後託児所を実現するなど、このケア協同組合は村人全員のケアに目を向け始めています。

また「ケアするアウスターリッツ」は、協同組合として在宅看護・介護事業所と契約を結んでいるので、村民は割安にさまざまな在宅ケアを受けることができますが、別の事業所のサービスを受ける自由もあります。ちなみにサービスの提供者は、村の専門職が優先されています。

ボランティアに関するこの村の唯一の問題は、一〇〇人もボランティアがいて、十分に出番を確保してあげられないことだそうです。

「ケアするアウスターリッツ」は継続的に村民と話し合って、ニーズをつかむようにしていますが、現在協同組合として検討しているのは、若い家族の支援だそうです。これはオランダ全体の問題でもあるのですが、子どもをもつ家族の間でも、貧困問題が深刻になってきたからです。

10章　ポジティヴ・マネー

トリオドス銀行

効率・管理志向の罠

どうしてこんなふうになってしまったのだろう？

会計士だったジェームス・マッキンゼーは経営学の父として崇められていますが、『管理社会の先』の著者マヨライン・クェネによると、彼のイノベーションとは、それまで当然とされていた組織運営の考えかたの順番を入れ替えたこと。それまでは経費を算出し、利益を上乗せして価格を決めていたのを、マッキンゼーは求める利益をまず決め、それには経費はどれだけであるべきかと予算を組み、それを達成することを目的に業務を進めるようにしたというのです。現実がどのように展開すべきかを、数値が定めることになったといっていいでしょう。

モノの製造・販売で利益を上げるにはこれでよかったのかもしれませんが、コストを抑えることが善になる、効率優先管理志向の思想は、徐々に社会のほかの側面にも浸透していきました。行政、医療、福祉、教育、環境問題など、金銭面を優先して方向を決めるべきでない分野にまで浸透して、私たちが気づかないうちに、それが当たり前、常識と見なされるようになってしまったのです。

いつのまにか「価値」イコール「金銭価値」になったのです。予算を達成すること、そのための方法を考えることが管理者の使命になり、優れた管理者は人員カットも厭わないことが求められるようになりました。昔はビジネスと関係があると見なされなかった分野の関係者たちまでが、同じメンタリティで、社会のさまざまな課題に取り組むようになりました。

このアプローチが、異なる分野で同じように適用されるようになったのです。また、アメリカであろうがオランダであろうがアフリカであろうが、地理的・社会的背景に関係なく、この考えかたをプッシュするようになりました。現実のさまざまなニュアンスを考慮することなぞ非効率。標準化こそ効率的――ということになったのです。

そうして創出した利益は、企業であれば株主がさらっていくというのに、効率を追求する管理志向は止まらなかった。政府を先頭に、さまざまな公共サービスも安上がりにすることに追われるようになりました。

それには外部に請負わせるのが手っ取り早いということで、請負業者と契約を結ぶのが、今やオランダ公務員の主要な業務。要するにブローカー。いったん契約が成立すれば、注文主として内容を変えることはできないし、透明性がなくなる。そんなこと仕方ない。人権とか自由とか民主主義を守ることなど管理志向の思想にはないので、政府は税金という代金を受け取って、一定のサービスを提供する組織だと考えるようになってもおかしくないわけです。

ポジティヴヘルスのクモの巣からいけば、一つの軸のスコアを上げることばかりに熱中して、ほかの軸は無視した結果、健康の面積が小さくなってしまったのです。

少しずつこうなっていきました。コロナ禍は、この状態から再度方向転換しなくてはいけないという動きを育てているようですが、果たしてどうなるでしょう。

義母の遺産

フェンサーポルダー・プロジェクトの評価で、関係者は、「次回はまず借金問題から始める」と反省したし、フードバンクの発展ぶりは、いかに福祉（半）大国オランダでも、食べるにも困っている人たちが数多くいることを明らかにしました。

お金の問題のせいでうつ状態になっているのなら、いくら投薬しても無駄、むしろ悪影響が出るかもしれないことは、今や常識。またお金のストレスがある人は、さらに自分の生活状況を悪くする選択をし続ける傾向があることも知られています。タイニーハウス・ムーブメントの動機の一つも、住宅ローンの枷から解放されて、メンタルヘルス的にも健康になることでした。

お金の問題は、健康に大きな影響を及ぼす。またお金の問題は、必ずしも本人の努力だけで解決できないこともわかっています。

いくらIT系企業の金融業進出がめざましいといっても、お金といえば、まだまだ銀行がハバをきかせています。その銀行といえば、たいがいお金をたっぷりもっているところには貸したがり、資金が必要な小企業には貸し渋る。

オランダの銀行のCEOはトップサラリーにトップボーナスだというのに、金融危機になれば政府に泣きつく。喉元過ぎればで、再び利益が出るようになると、以前大々的に税金で救出されたCEOのサラリー・ボーナスは再び大きく増加。金融危機の後も、何も変わっていないようです。銀行は必要悪。オランダ市民の多くがそう思っているのではないのでしょうか。

けれどオランダには、そうでない銀行もあることを、私は知っています。

(オランダ人の)私の義母が肉屋に投資したと、誰かが私に耳打ちしたのは、オランダ暮らしを始めてまだそれほどたっていない、一九八〇年代に入った前後だったと思います。

びっくりしました。いくら当時の女性にしては高学歴で、庭園史を教えていたとはいえ、義母はいつも質素な身なり、質素な生活。食事も質素そのもので、とくに肉はごく少量しか口にしませんでした。貯金なら納得できたけれど、マミィが投資? しかも肉屋に投資? 信じられませんでした。

別に義母に説明を求めたわけではなかったので、その事情を知ったのは数年後になりました。そのとき「トリオドス」という名を初めて知ったのです。

義母は、思想家・科学者のルドルフ・シュタイナーが創始した人智学を信奉するアントロポゾフィストで、日常生活ではバイオダイナミック農業の食品を求めていました(バイオダイナミックというのは、ただの無農薬よりうわ手の、超有機農業と解釈すればいいと思います)。一九七〇年代、オランダにはまだ数軒しかなかった自然食品店ときたら、まあ、店は暗いし、季節の野菜しか売らないので、品種は少ない。ニンジンなんて泥だらけ。今日巷にはびこる、トレンディでヘルシー・イメージの自然食品店からはまったくかけ離れた世界でした。倹約家の義母なのに、普通の店よりずっと高くて、しかもこんな見栄えのしない店で買い物をするのを、嫁の私は不思議に思ったものです。

倫理的に、持続可能なかたちで臨めば、お金は世界をポジティヴに変える力があると信じる四人のアントロポゾフィストが勉強会を始めたのは一九六八年のことでした。顔ぶれは経済学者、税法教授、経営コンサルタント、そして銀行家。社会的価値を生み出すイノベーティブな企業に対して寄付あるいは出資することを目的に、彼らは一九七一年にトリオドス財団を設立しました。この財団が、一九八〇年にスタートを切るトリオドス銀行の前身だったのです。

勉強会時代からメンバーだった銀行家の父親というのが、義母の元家庭医。そこで縁がつながったのだと思うのですが、義母はトリオドス財団だかトリオドス銀行が肩入れをした、オランダ初のオーガニック精肉店の出資者の一人となったのです。

オランダに来たばかりだった当時の私の目から見て、義母は決して格好いい存在ではありませんでした。家族にアントロポゾフィストになるよう強要するどころか、勧めもしませんでしたが、義母の信念は強かった。それを私は融通のきかない、無器用さのように解釈していたと思います。

けれど半世紀近くたった今考えてみると、現在環境派や多くのNPOが軒並み声を大にして求めていることを、義母は細々ながらも無言で実践していたのです。理解はできていなくても、その義母の姿を見てきたことは、私にとって大きな宝だったと、どうしてか理由はわからないままそう思うようになってきたのは、この二〇年くらいだと思います。

銀行家になったアナキスト

ペーター・ブロムの父は小さな工具店の経営者、母はシュタイナー・スクールでボランティアをしていました。シュタイナー・スクールはアントロポゾフィの思想に基づく教育なので、ブロムは母を通じてこの思想にふれたようです。

けれど学生時代彼が熱中したのは、ロシアのアナキスト・革命家・科学者ピュートル・クロポトキン。クロポトキンの「他者を援助するのは、自由意思に基づくものであって、制度が強いる義務によるものではない」という思想に、ブロムは心を打たれたのです。経済学を専攻しながらも、ブロムのメンタリティは完全にアナキストでした。

学生時代、自然食品店兼カルチャーセンターになるようなベジタリアン・カフェをアムステルダムで立ち上げるのにかかわって、ブロムは資金調達に奔走しました。普通の銀行ではダメなのを悟った頃、トリオドス財団にめぐりあうと、ブロムはその場でボランティアとしてこの財団で働くことにしました。

数年後、当時六年制だった大学卒業前に、たったの三人でトリオドス銀行が出発したとき、彼もそのうちの一人でした。CEOになったのは一九九七年。二〇二一年五月に引退するまで、四一年間トリオドス銀行で働き、そのうち二五年近くトップでした。

地道にトリオドスでキャリアを積んできたとはいえ、ブロムがトリオドスのトップになったのは、やはりちょっとすごい。というのも、トリオドスのもともとのイメージとは、義母のような、理念は強くても、どちらかというと融通のきかない保守的な人の集まりだったからです。今でこそ若い環境派・理想主義者に対するアピールがあるとはいえ、アナキストがこの銀行のCEOになるとは、創立者たちは想像もしていなかったと思います。もっとも当初アントロポゾフィ色が強かったトリオドスも、今は投資先の一〇%程度しか、アントロポゾフィと関係がないそうですが。

幸か不幸か、ブロムは格好も態度もちっともアナキストらしくありません。そうかといってロンドンのシティで見かける、明らかに高級なスーツを隙なく着こなすコスモポリタンな銀行マンタイプでもなく、まあ、ごく当たり前のビジネスマンという印象を与えます。

倫理的な銀行のパイオニアとしてトリオドス銀行が設立されたとき、もつのは長くて五年というのが金融業界の見通しだったといわれています。それどころか金融機関とも見なされず、NPOと思われていた時期もあったそうです。二〇二〇年の状況は、顧客数七三万、従業員数一六〇〇、純利益二七二〇万ユーロ（コロナ前の二〇一九年は三九〇〇万）。ベルギー、イギリス、ドイツ、スペインでも事業展開中の、オランダの中堅銀行です。

オランダ社会のトリオドス銀行に対する評価が決定的に変わったのは、二〇〇八年の金融危機がきっかけでした。下院に召集されたオランダで規模が上位の九銀行のCEOが、自分たちの銀行が直面している深刻な状況がトップの責任ではなく、政府の支援を受ける資格は十分にあると冷や汗をかきながら説明していたとき、涼しい顔でいられたのは、ダントツで規模の小さな銀行の頭取ブロムだけでした。政府の援助を必要としなかったのは、トリオドスだけだったからです。

小銀行でもトリオドスの健康面積は大きかったので、レジリエンスがあったということです。ちなみにそのときの九頭取のうち、一〇年後もCEOでいたのはブロムただ一人でした。

トリオドス銀行の融資基準とは、社会的価値があることと、イノベーティブな取り組みをしていること。つまり「社会はこれを待ち望んでいたか?」と問い、短期の利益には目を向けない。「金融のための金融」と分類される、銀行マンすら理解・説明に苦しむような派生商品などには決して手を出さない。銀行とはリアルな経済のために融資する存在というのが、トリオドスの信条なのです。

だいたいトリオドスには、大規模になる野心などありません。トリオドスの野心とは、持続可能でインクルーシブな社会に向けての投資でも、利益を出すことができると示すこと。トリオドスは、①有機農業・有機食品、②資源の再使用、③サーキュラー・エコノミー、④持続性のあるモビリティとインフラ、⑤持続可能性に向けてのイノベーション、⑥活気ある健康な人々、⑦社会的インクルージョンとエンパワメントの七分野に投資しています。社会的インクルージョンとエンパワメント分野には、おもに発展途上国に対するマイクロクレジットが含まれています。少し先で、いくつかトリオドスの融資先を紹介します。

エネルギー関係では、出資するのは大企業ではなく、ローカルの、スマートグリッドを利用する協同組合など。一度たりとも石油関係に投資をしたことはありません。

今日多くの銀行には、兵器とかタバコのように、明らかに社会に悪影響を与える製品や分野には投資しないという「ネガティヴリスト」があります。トリオドスには最初から「ポジティヴリスト」しかありませんでした。社会にとって、明らかにメリットがある企業・プロジェクトにしか投資しないというのが、設立時からのトリオドスの方針なのです。

たとえばある大きな養鶏ファームは、エネルギーをすべて太陽熱でまかなうため、ソーラーパネルを設置するのに必要な融資をトリオドスに申し込みました。化石燃料の代替として太陽熱を使うこと自体は、トリオドスの方針に沿っていた。けれどその養鶏場は動物のウェルビーイングをないがしろにしていて、食品としての健全性も疑わしいというので、融資お断り。

一方別のファームでは、有機農業を行いながら、メンタルヘルスの問題をもつ若者の社会インクルージョンを目的に、ケアファームを始めることにしました。この企画は有機農業と社会インクルージョンを実現するので、トリオドスの要件にマッチする。というわけで、「ブラムの家で」（後述）に対する融資決定。

トリオドスのどの融資先でも、使用するエネルギーは再生可能、提供する食事は有機食材使用がスタンダードのようです。ちなみに住宅ローンの場合、使用するエネルギーが再生可能であれば、利子が安くなるそうです。6章「さまざまな住みかた・暮らしかた」で紹介しきれなかったのですが、タイニーハウス村、水の上に住居を浮かべた住宅組合などにも住宅ローンを提供しています。

トリオドスの投資方針を続けます。持続可能なエネルギーを採用しないオフィスビルなどの不動産は範囲外（最近ほかの銀行もこれに追従するようになってきました）。高齢者・障害者のための施設であれば、プラスアルファで、本人主導で暮らせる施設であることが要件で、社会的インクルージョンにも常に注意を向けています。

アナキストとして組織力を身につけたブロムは、二〇〇九年に、「価値に基づく銀行業グローバルアライアンス」（GABV）を共同設立しました。世界五五か国の金融機関と一二の戦略的パートナーが現時点のメンバーで、日本では第一勧業信用組合がメンバーになっています。

しっかりした資金力をもち、リアルな（実質的な）経済に貢献するイノベーティブな企業に融資することによって、世界の大銀行に劣らない利益を創出することができるという新たなモデルを、金融業界に定着させること。これがこの団体の目的です。

誰のための銀行？

トリオドス銀行はいったい誰のためにあるのでしょうか。株主のため？　預金者のため？　それとも社会のため？

アメリカの投資家が聞いたらびっくりするでしょうが、トリオドス銀行は株主の利益のためにあるのではありません。預金者のためでもありません。それでは社会のため？　ウーン、そうともいえません。少なくとも今のままの社会の継続に貢献するためではありません。

この銀行は、トリオドス銀行が創立された目的のためにある。つまり倫理的で、持続可能な金融業の実現のためにある。そのためには完全に独立した立場を守らなくてはならないというのが、トリオドスを貫く方針です。

そうはいっても、資金なしには存続できない。トリオドス銀行がイノベーティブな企業に提供する融資の資源は、おもに顧客の預金やファンドだし、また銀行としてさまざまなリスクに対するバッファもなくてはならない。トリオドス銀行は、それを「トリオドス銀行株証書」によって得ているのです。

二〇二二年二月現在、約四万五〇〇〇のトリオドス銀行株証書の所有者がいますが、八〇％以上が個人。個人であるか組織であるかにかかわりなく、一〇%以上の株証書を所有することは許されません。

通常株主がもつ議決権は、理事が株証書所有者によって選出される、トリオドス銀行株管理事務局財団（SAAT）が行使します。SAATはトリオドス銀行の理念がきちんと事業に反映されていることを監視するだけでなく、株証書所有者が正当な利益を得ているかにも目を光らせるし、従業員のために十分な教育・研修費が確保されていることを確認するのも任務です。

トリオドス銀行、株証書所有者、そしてSAATの三者で構成される組織形態によって、この銀行の理念が追求されていることになります。社会に与えるポジティヴなインパクトが、株証書所有者にとって最も重要な配当になるのですが、配当金もあることはあります（コロナのときはなし）。けれど総会で利益の話が出ることはまずなく、トリオドスは十分な社会的インパクトを与えているかどうかが質疑応答の中心になります。「甥っ子が環境にとてもよい発明をしたのだけれど、融資の相談に乗ってくれるかい」というような質問は、いつでもウェルカムとのこと。

トリオドス銀行の株証書は市場で取引されないし、ほとんどの人は長く所有します。若い所有者もいますが、「結婚して家を買うまで、この株証書を売ることは考えられない」というスタンスが主流のようです。けれどコロナ禍で想定外に現金が必要になった人たちが株証書の所有者の中に相当いて、やはり流動性が低いのはデメリットだと認識されるようになりました。ですから二〇二三年には、四〇年間安泰だったこの制度を再検討することになっています。

トリオドスの定期預金利子やファンドなどの配当金は、ほかの銀行と比べて多少劣ります。株証書の所有者だけでなく、一般にこの銀行の利用者は、トリオドスの理念に共鳴しているからこそ、顧客になるようです。ただし一九九〇年にトリオドスが、ヨーロッパ初のグリーンファンドを始め、環境関係投資の税優遇策が始まると、それが目的の顧客も出てきたということです。けれどその後、ほかの銀行も軒並みグリーン商品を提供するようになりました。

トリオドス銀行の透明性は徹底していて、すべての融資先について詳細を知ることができます。アプリを使えば、オランダなら郵便番号を入力するなり、自分がいる場所を知る許可を与えると、その周辺ではどこに出資しているかわかるようになっています。買物をしながら、「ああ、あのちょっと雰囲気がいい建物は、トリオドスが出資したんだったっけ」と見上げることもできるわけです。私の住むまちでは約二〇件ある融資先のうち、認知症の人のための小規模住宅やチェリストも入っていました。

またあきれるほど頻繁に、融資している（たいがい）若い企業とクライアントが出会う機会を設けていて、おもてなしは、レベルの高いプレゼンとおいしい有機食材のスナック。

ブロムの年収は三〇万ユーロでした（所得税は約五〇％）。決して低いわけではありませんが、銀行の規模とCEOが担う職務を考慮すると、この額がトリオドスのサラリーピラミッドで適切と見なされたということです。一番低い年収とは一：一〇の比率で、ほかの銀行と比べると相当フラットなサラリー体系だそうです。意味がないとされているので、原則的にCEOをはじめ従業員にボーナスはありません。インセンティブは、する仕事に意義があること。現在オランダはどの分野でも人手不足ですが、トリオドスで働くことを希望する若者は多いので、人手は足りているそうです。

金融危機で明らかになったように、やっていることが規制の枠組み内でありさえすれば、それでよしというわけではない。銀行がしようとしていることが、正しいか、倫理的か、社会への貢献になるかを、自分自身で判断しなくてはならない。銀行の理念・目標であるパーパス、自分自身のパーパス、そして融資先のパーパスを常に問い続けなくてはならないというのが、ブロムの信条です。

銀行だけが融資を提供する時代は終わった。クラウドファンディングをはじめ、新しいファイナンシングの手段を、ブロムは歓迎しています。なぜなら多くの新タイプのファイナンシングは、出資者と企業家、社会と企業のつながりを強めるから。それこそが、創立以来トリオドスが心がけてきたことといえます。

トリオドスが応援するプロジェクト

トリオドスの融資先には、アムステルダム中央駅から徒歩一五分というのに、レストランのすぐわきで、自分たちで栽培した野菜を使うビーガン・レストランなど、面白いプロジェクトだらけ。そのうちケア関連のプロジェクトを三つ紹介します。社会的な意義があるだけでなく、イノベーションも融資条件なのがわかります。

●その一「ブラムの家で」

もう治療する意味がないと見放された、あるいは治療開始を長期間待たなくてはならない、メンタルヘルスの問題をもつ人たちを歓迎するケアファーム。農業から出発して、心理学を勉強し、精神ケア施設のマネージャーとなったブラム・ファン・デル・レーデンは、現在のオランダのメンタルヘルスケアに満足できず、新しいアプローチとして、このケアファームを設立しました。正常な人と正常でない人がいるのではなく、人はそれぞれ違うものなのだ。診断・症状イコールその人でなく、症状は、その人のある一面にしかすぎない。こうした思想で、あるがままの人々を温かく受け入れています。せっかく勉強した心理学は、症状別で人間を分けるから、ちっとも役に立っていないとブラムさん。

●その二「クラテガス」

ケアが必要になっても、住民が自分たちの小さな村に残れるようにと作られた、年齢、障害・疾病タイプにかかわりなく入居できるホーム。ケアを必要としている人たちのアパートと共同の場、一般向けアパート、高齢者向けデイサービス、理学療法クリニック、在宅ケアステーションで構成されていて、理学療法クリニックは、夜間になると村民向けのジムになります。一般アパートには、ケアが必要な人の家族も住むことができて、お互い独立して生活しながらも、親子は離れ離れにならなくていいわけです。

知的障害をもつ子の面倒をずっと親がみてきたけれど、親が後期高齢者になって世話ができなくなったとき、村に適当な施設がなかったばかりに、五七歳のオーラフは、住み慣れた村から離れなくてはならなかった。オーラフが村に戻れるようにするのが、クラテガス設立のきっかけでした。現在オーラフはケアを受けられるほうのアパート、親は隣の棟の一般アパートに住んでいます。

これは村民で精神科看護師のマリンカ・ファン・デン・ハーゼルカンプと、不動産の仕事をしていた夫エディ・ファン・ホールのイニシアティブです。年齢と必要なケアのタイプがミックスされていることと、ここがコミュニティセンターのようにもなっていることが成功要因だと思います。小規模なところで、会議室などないので、日本からの視察団をお連れしたとき、プレゼンと歓迎のコーヒーは、全員立ったままでした。

●その三「ケアするアウスターリッツ」

人口一七〇〇の村の成人住民の約半数がメンバーとなっている助け合い組合で、市民イニシアティブとして開始しました。二週に一度、一緒に食事ができます。ボランティアと支援を必要とする住民のマッチングや、在宅ケア事業所や自治体との連絡を担当する「村サポーター」をおくことによって、施設が近くになくても、不安なく暮らせることを意図しています（9章「アウスターリッツのDIY」参照）。

ちなみに「オランダ相互ケア」が、オランダの市民イニシアティブの連絡会となっています。

ここにも成功のリスク

トリオドスも、成功がもたらす落とし穴に注意しなくてはなりません。

金融危機でトリオドスのユニークさが注目されてから、取引銀行をトリオドスに変更した人たちが続出したので、トリオドスは一気に、小規模から中堅と見なされる銀行になってしまいました。

そうでなくても金融危機以降、銀行がとれるリスクが制限されたうえに、規模が拡大したことで適用される規制が厳しくなりました。したがって、株証書を現金化したい所有者に対するフレキシビリティがなくなって、それがコロナ禍で問題になりました。またトリオドスの特徴である、リスクを伴ってもイノベーティブなプロジェクトに投資するというスタンスを維持するのが難しくなったし、事務作業が増えた。したがって従業員数を増やさなくてはなりませんでした。

もう一点。四〇年前、トリオドスのパーパスはユニークでした。けれど今や大銀行をはじめ、どこもそこもクリーンでグリーンで、インクルーシブな社会的企業を支援するというスローガンを掲げるようになっています。口先だけのところと、真髄がそうであるところの違いは市民にはわかるはずとブロムは信じていますが、差別化するのが難しくなったことは事実です。

トリオドスの資金は健全なので、コロナ後の、新しい経済ベースの社会に向けて融資する準備は整っているそうです。けれどブロムの願いとは、今度はほかの銀行も巻き込んで、オランダ経済全体に新しい展望をもたらすこと。

ところでブロムが引退した二〇二一年五月の終わりは、オランダの環境問題にとって劇的な週でした。二〇三〇年までに、ローヤル・ダッチ・シェルが、CO_2排出量を二〇一九年と比べて四五％削減することを命じる判決を地裁が出したのです。これは環境派にとって全面的に有利な判決でした。戦後から今日までオランダの超優良企業と見なされていた企業が、CO_2削減に十分に取り組んでこなかったことによって、生活権しいては人権を脅かしていると解釈できる判決となったのです。

しかもパリ条約の遵守は約束だけではダメ、企業の義務でもあるとして、裁判所が企業に「口出し」できるということを示したのですから、ほかの大企業にも影響を及ぼすこと確実と見なされています。「優秀な人材はもうシェルで働きたがらないだろう」とまで巷でいわれるようになったのですから、この判決がオランダ社会に巻き起こした旋風は相当なものだったわけです。

一九八〇年の銀行創立以来、化石燃料関係には一セントたりとも投資してこなかったトリオドスだったので、この判決の数日後、オランダで最も知名度の高い、政治・社会問題を取り上げるテレビ番組にブロムは招待されました。引退して数日しかたっていなかったはずなのに、まあ、ブロムの健康的な日焼け、リラックスした話しぶり——うらやましくなりました。トリオドス銀行引退後、彼はオランダ中央銀行の監査役に指名されました。これからはオランダの銀行界全体に、新しいパーパスを吹きこんでくれるようエールを送りたくなりました。

トリオドスの新CEOは、イェルーン・ライプケマ。大手銀行であるアーベエヌアムロで長年高いポジジョンで働いてから、ブロムと一緒に立ち上げたマネーロンダリングを追跡する組織のCEOも務めた経歴の持ち主です。ミスター・トリオドスのようだったブロムの後継者になるのは決してラクなことではないでしょうが、すごく真面目そうな、はったりのない人のように見受けました。

新オランダ本社ビル

成長を続けたトリオドス銀行には、新しいオランダ本社ビルが必要になりました。駅に近い土地を探し続け、結局決めた移転先は、トリオドス財団発祥の地。主要駅とはいえない駅ですが、それでも駅の真向いであるにもかかわらず、緑と水に囲まれて、とてもよい環境です。オープニングは二〇一九年一二月。

「他人に説教することは、自分自身で実施せよ」なので、それまで不動産融資で口をすっぱくして勧めてきたことが一気に実現したような、ビルっぽくないビルになりました。

エネルギー・ニュートラルは当然。オランダの大きなビルにしてはめずらしく、建材は木材。一六万五四一三本のねじで組み立てられたそうです。そのねじも含めてすべての建材の記録があり、後日別の場所に組み立て直すことも可能。NDSMプロジェクトで展開された「恒久的な臨時性」は、建築界の新しい思想になりつつあるようですが、銀行の本社ビルにまで反映されるようになったわけです。家具はリサイクル品。サーキュラー・エコノミーを体現するオフィスビルになりました。社員食堂で出される品は、もちろん有機食品。

iPHの取引銀行は、当然トリオドス。私の銀行？　もろもろの理由で仕事のほうは別の銀行ですが、プライベート口座は、義母をしのんでトリオドス。

ギブ・ダイレクトリー

現ナマの力

子ども時代、一年のうちで何が一番うれしかったかといえば、迷うことなくお年玉。誕生日は自分一人が主役で、自分だけがプレゼントをもらえるので、たしかに特別だったし、クリスマスの雰囲気は、子ども心にも捨てがたかった。わが家の場合、クリスマスになるとアメリカからカードやプレゼントが届き、友だちの家とは一線を画していたのが自慢でした。

けれど、お正月にはとにかく心が躍ったものです。年に一度の着物姿も、おせち料理も、「明けましておめでとうございまーす！」も、お年玉をもらうためにせわしく片づけておかなくてはならない、準備体操に過ぎなかったと今になって思います。

なぜお年玉がそれほどうれしかったのだろう？　なぜそんなに特別だったのだろう？　答えはシンプル。お年玉は無条件でもらえる現金だったから。

バースデープレゼントで色鉛筆が三回も重なってしまったときの失望。妹と色違いのセーターをクリスマスにもらって、妹の色のほうが欲しくて喧嘩になった後味の悪さ。現金でも、何かをやったらいくらくれるという但し書き付きのお金は、搾取されるような気がしたものでした。

無条件の現金だからこそ、お年玉には、何を買おうかと想像を膨らませる力、選べるという自由、他のお小遣いと合わせれば大きな買い物ができるという柔軟性があって、お仕着せプレゼントとは似ても似つかない感触をもたらしてくれたものでした。選べる、決められる。その自由をちゃんと活用できると認められているのだから、お年玉は子ども心にも尊厳を与えてくれたのだと思います。

貧しい人たちはなぜ貧しいのかというと、お金がないから。何が必要かわかっていないからではない、選べないからではない。単にお金がないから貧しいのだ。

貧困は人々の行動・思考を制約する大きな要素です。貧しい人を貧困から救うには、現金を提供するのが最も効果的というのは、さまざまな調査でわかっている。けれどアメリカの貧困対策・開発援助としての寄付のうち、現金拠出は一％に過ぎないそうです。

どういうわけか、開発援助とか災害救援となると、やれ学校を建てる、食料品を贈る、移動クリニックバスを寄付する、農業を指導するコンサルタントを派遣するというように、現物とか専門家派遣になりがちです。

たとえ学校の建物はできても、きちんと教育を受けた教員がいなければ、おかしなことをされるのを心配する親は、子どもを学校に出したがらない。どれだけの素晴らしい移動クリニックが、ガソリンを買えないため、あるいはメンテナンスができないために錆びついていることか。お高いコンサルタントを派遣して、伝統を無視する先進国式の農業を導入させたばかりに、外国の農薬・種苗会社に依存することになり、借金が膨らみ、数年後には土壌荒廃という、悲劇の舞台となった発展途上国の多さ。

食料品の寄贈ときたら、二〇一四年には、難民キャンプにいるシリア人は、外国から送られてきた食料品の七割を市場で売りさばいて、自分たちが本当に必要な物を買っていたということです。

ギブ・ダイレクトリーの誕生

ハーバード大学とマサチューセッツ工科大学で、開発経済学専攻の四人の大学院生は、極度の貧困を撲滅する方法について研究していました。

彼らが確信していたのは、NGOの国際本部が決めた物資を、受領国本部、ローカル支部、そして現地オフィスというように複数の層を通じて、貨物トラックで届ける開発援助の時代はもう終わったということ。それにさまざまな研修訓練プログラムも、意味がないと判明している。

現金を直接貧困者に提供するのが、最も効果的というエビデンスはある。けれどその実践は限定的で、ブラジルやメキシコなどでおもに行政レベルで行われただけで、教育用とか医療用などの条件つきだった。

無条件で現金を提供する効果はどうだろうか。どの額であれば、極度の貧困状態にいる人たちの生活に、実質的なインパクトを与えることができるのだろうか。現代のテクノロジーを活用して、効率的に現金が最終受領者の手に届くようにできないものだろうかと、彼らは知恵をしぼりました。

これらの質問に対する答えを得るために、二〇〇九年にギビングサークルを始めた四人組の名前は、マイケル・フェイ、ポール・ニーハウス、ジェレミー・シャピロ、そしてロヒト・ワンチョー。

ギビングサークルとは、共済組合のような参加型フィランソロピーのことです。メンバーが拠出する金、時間、スキルをグループとしてどのように使うか決めるのですが、自分たちの意識を高めるのも重要な目的だそうです。

ケニアの難民キャンプに出向いて、文字通り現金を手渡したりもして、無条件現金提供の経験を二年間積んでから、ギビングサークルだったギブ・ダイレクトリー（GiveDirectly：GD）を、一般市民や組織も支援に加わることができる非営利団体としたのは、二〇一一年のことでした。

GD精神とは、受領者に対する尊敬と信頼。なぜ現物ではなく現金を提供するのかといえば、効率的であることだけでなく、人々は自分自身の状況のエキスパートであり、みずからにとって最も利益になることにお金を使うはずだと、彼らは信じるからです。

「貧乏人はカネをもらったら働かなくなる」というのはウソで、相当額の現金を得ることによって状況が改善されると、受領者は以前よりもよく働くという調査結果もある。何しろ若い学者さんたちが始めた組織なので、研究・調査・評価は徹底しています。

GDからお金を受け取った人たちが何にお金を使うのかといえば、食料品、家畜類、ソーラーパネル、長持ちする屋根などの購入や、学費あるいは事業を始める資金にしています。アルコールやタバコ類の購入は統計的にゼロ。水タンクを購入して、自分たちで使用する水を確保するだけでなく、水を売る商売を始めたというケースもあります。ポピュラーなのは、バイクを購入して始めるタクシー業。

インパクトをもたらすだけの現金を入手すると、家庭内暴力も犯罪も減る。ただし受領者のうち五%が、現金提供の対象とならなかったコミュニティの人たちと口論になった、一%が暴力か犯罪の対象になったと報告されています。

これは正式に調査されたわけではないのですが、無条件現金提供は、一般に受領者のエンパワーメントになるといわれています。とくに女性のエンパワーメントに貢献することが観察されていて、受領する女性だけでなく、近隣の女性たちにもポジティヴな影響を与えるとのこと。

GDのサイトGDLiveでは、刻々とアップデートされる受領者の生のストーリーを多数読むことができて、ヒューマンストーリーの宝庫となっています。

定期的に医療情報の調査・比較試験を行う、国際非営利組織コクラン共同計画は、無条件現金提供と健康の関係についての調査をしました。これはGDに限ったことではないのですが、無条件現金提供は健康に、相当なプラスの影響を与えることが明確になりました。病気になる可能性の二七%低下、バランスのとれた食事の安定した摂取の増加、受領者の子どもの登校率の上昇に加え、以前より多くのお金をヘルスケアにあてることが判明しました。

現在GDは、組織と個人からの寄付をもとに活動していますが、二〇〇九~二〇一九年の一〇年間で、一七万世帯に一億六〇〇〇万ドルを提供したそうです。
強力な裏方パワーとなっているのが、まったく中間組織を通さず、安全、迅速、簡単に直接本人の携帯電話に送金できるシステムですが、この金融テクノロジーは、セゴビィアという会社のものです。セゴビィアは営利企業で、GD共同創立者のフェイが社長、ニーハウスがディレクターです。創立の際、株の一部をGDに寄付したので、GDはセゴビィアの投票権なしの少数株主となっています。GDとセゴビィア間のベンター契約は、フェイとニーハウス以外のチームメンバーが担当しています。

信頼に基づく活動

今日GDには三種のプログラムがあります。現在も中核となっているオリジナルのプログラムは「スタンダードモデル」と呼ばれていて、ケニア、ウガンダとルワンダの極貧村の世帯に、一世帯あたり約一〇〇〇アメリカ・ドルを一回だけ提供します。ただしこの額は三回に分けて送金されます。リベリアの農村でも同様のプログラムが開始される予定です。「スタンダードモデル」の説明から始めます。

GDに、無条件現金提供を申し込むことはできません。国によって多少異なりますが、GDは現地のフィールドワーカーからの情報と、さまざまな貧困に関するデータ、PPI（Progress out of Poverty Index）、MPI（Multidimensional Poverty Index）などの基準を用いて、受領する村を決め、その村の全世帯に各一〇〇〇ドルを送金するというシステムになっています（以前は村の一定の世帯を選んで送金していました）。

受領者が決まると、本人に知らせ、登録しておく。送金され次第テキストメッセージが受領者の携帯電話に送信される。携帯電話を所有していなくてもSIMカードがあればOKなのですが、GDから割引価格で携帯電話を購入することも可能。その場合、携帯電話の代金は送金額から差し引かれますが、携帯電話を所有しない多くの受領者はそうします。

受け取ったお金をそのまま預金しておくこともできますが、原則的にはガソリンスタンドなどにあるエージェントに行って現金化する仕組みになっています。これは、今ではサハラ以南でも約七割の世帯が携帯電話を所有しており、発展途上国の大多数が携帯電話による送金を扱えるために可能になった方法です。

GDの送金対象者は、一家族平均一日六〇セントで暮らす極貧困の人たち。一回一〇〇〇ドルを得ることによって、長期のインパクトがあることが判明しています。なぜ（約）一〇〇〇ドルかといえば、この額は平均的な世帯の一年分の生活費に相当し、この額であれば、受領要件を満たさない（つまりやや豊かな）近隣の村のレベルにまで到達できるとわかっているからです。

GDの次のカテゴリーは、ベーシックインカム。これはほかの団体と組んで実施する、ベーシックインカムに関して史上最も壮大な社会的実験になるはずです。

ベーシックインカムとは、世帯の収入・資産レベルに関係なく、一定地域の全員が一定額を定期的に受領するシステム。理想としては、生活費をカバーできる額が長期にわたって（夢としては一生）給付される。この理想版は、「ユニバーサル・ベーシックインカム」とも呼ばれます。

一九七〇年代にアメリカで、もう少しのところで「最低所得の保障」政策が実現しそうになったのですが、モタモタしているうちに新自由主義となって、ベーシックインカムの話は立ち消えになってしまったそうです。

オランダでも二〇〇一年に現在の税法が制定されるまでの討議で、ベーシックインカムの話が出ました。けれど当時景気がよくて人手不足だったので、ベーシックインカムが導入されれば、誰も働きたがらず、人手不足がさらに深刻になることが懸念されて実現しなかったそうです。お金があれば人は働かないという考えが、いかに根強いかを示しています。

数十年にわたって、世界各地でベーシックインカムが試験的に導入されたのですが、規模が小さい、政党が変わると廃止されるなどで期間が短かったし、それだけで全生活費が捻出できるような額ではありませんでした。

最近ではフィンランドで二〇一七年から二年間、二〇〇〇人の失業者に対して毎月六〇〇ドルが無条件で給付されました。開始当初、受給者は「幸せいっぱい」で意欲がわいた様子でしたが、額も期間も対象者も限定的。この実験からは、ベーシックインカム効果の決定的な結論を導くことはできなかったようです。

それでもフィンランドの試験結果で興味深かったのは、ベーシックインカムでは得られる現金以上に、安定収入がもたらす安心感が重要で、それによってストレスが減ったということです。職に就くとなくなる失業保険ではなくベーシックインカムなので、低所得の仕事でも引き受けた人もいれば、逆にベーシックインカムがあるので、ストレスになる仕事は引き受けなかった人がいたのも興味深いと思いました。

二〇二〇年八月に、ドイツで三年間一二〇人を対象として、月一二〇〇ユーロのベーシックインカムを導入すると発表されました。クラウドファンディングも活用した民間資金をあて、いくつかの研究機関がこの影響を調べることになっています。

一方GDのベーシックインカム・プログラムの意図は、長期にわたるベーシックインカム効果を大規模に調査すること。対象はケニア西部の村数十、数千人の村民。条件はなく、職があってもなくても、選ばれた村内で同じ扱いとなります。二〇一七年にスタートしたのですが、成功すれば、一定のラインを越えた生活を継続できるという見通しです。

この学術調査の設計は以下の通り。

グループ1：大人一人につき毎日〇・七五ドル。四〇村。一二年間。
グループ2：額は上記と同じだが、八〇村。二年間。
グループ3：グループ2の二年間合計額を一括払い。八〇村。
グループ4：対照グループ。一〇〇村。

このプロジェクトでは、二万六〇〇〇人が何らかの現金を受領し、そのうち六〇〇〇人が長期ベーシックインカムを受け取ることになります。

GDの三つ目のカテゴリーは特別プロジェクトで、おもに被災者や難民キャンプの住民が対象です。一世帯七〇〇ドルから一〇〇〇ドルを一括払い。

ハリケーンの被災者を対象として、二〇一七年からアメリカでも始まりました。アメリカでは一五〇〇ドルが入金されたデビットカードを被災者に配布したのですが、どこでも現金のフレキシビリティは歓迎されたそうです。

新しい特別プロジェクトは、ナイロビのスラム街に住む若者が対象。「デジタル起業家」になれるように、そのためのツールと、一二〇〇ドルを一括払いか、月ごとの支払いで提供。

トリオドス銀行ではマイクロクレジットを扱っていますが、GDではマイクロクレジットとはかかわらない方針です。マイクロクレジットより現金のほうがずっとインパクトが大きいというエビデンスがあるし、一般にマイクロクレジットは、期待するほどの成果が得られないというのが、GDが挙げるマイクロクレジットとかかわらない理由です。

マイクロクレジットはローンなので、利子を払わなくてはならない。事務手続きのコストが高いため、利子も高くなりがち。また通常短期間だし、契約が成立するのとほぼ同時に返済が始まるのが、受領者にとってプレッシャーになる。GDの見解では、マイクロクレジットは、大学教育など長期の投資以外にはほとんどメリットなし。

一方マイクロクレジットに関して三〇年の経験をもつトリオドスは、財団として無条件の現金提供を行っていたこともあり、マイクロクレジットのほうが、現金給付より受領者はポジティヴな気持ちを抱くという調査結果があるそうです。また今日トリオドス銀行が提供するマイクロクレジットのローンの返済・利子の支払いは、携帯電話の技術を用いて、借り手のビジネスの取引ごとに自動的に一定率で返済されるようになっているとのことです。

GDスタイル

トリオドス銀行の運営には非常に透明性がありますが、GDの透明性もすごい。収入・支出の詳細も、ウガンダにおける詐欺も公表（ウガンダの予算の二%分。衛星映像や自動不正探知などのテクノロジーと管理システムのおかげで、迅速にキャッチすることができた）。受領者報告は、ミススペルも含めて、生のまま誰でもリアルタイムで読むことができる。

内部組織としては、現金提供とファンドレイジングの二つのビジネスユニットがあるのですが、それぞれのコストも明朗。

現金提供の経費には、現地のフィールドオフィサーをはじめ、スタッフの時間や受領者がお金を引き出す際の手数料などすべて含まれています。スタンダードであれば、一ドルにつき九セントのコスト。ベーシックインカムや特別プロジェクトのコストはそれより割高になるそうです。

現金提供でも、条件をつけているところでは、コストが送金額の六三%になることもあるというのですから、無条件と条件つきでは経費の差は相当といえます。

GDのファンドレイジングのビジネスユニット経費は、寄付者やメディアと話す時間、ホームページのアップデートなども含めて、一ドルの寄付につき五セント。

現金を渡すと浪費してしまうとか、働かなくなってしまうという考えが残っているせいか、それともドナーが選んだものあるいはプロジェクトを寄付するほうが、ドナーの管理意識とか満足感に訴えるからなのでしょうか――開発援助はいまだに、現物支給と先進国式のプロジェクトがメインのようです。それも食料品を提供するプログラムとか住宅を確保するプログラムなど「サイロ的」で、必ずしも受領者のニーズ全体を把握していない。

GDは、現在の開発援助プロセスを改善しようとしているのではありません。現在の一般的なやりかたを、根本的に変えようとしているのです。病院や学校、ワクチンのような公共分野での援助は別として、開発援助の基本は、現金を無条件で直接本人に送る方法であるべき。これをベンチマークとして、この方法よりメリットが大きい場合のみ、別の方法を採択する。拠出団体がこのようにポリシーを変えて、受領者自身が本当に必要な物を入手できるようにするのが、GDの目標です。

現在、海外開発援助には年間一四〇〇億ドルが費やされている。八〇〇億ドルで誰もが極貧困ラインを越えることができる。先入観を捨てて、効率的なやりかたにすれば、今すぐにでも極度な貧困は撲滅できるのだと、GDは熱心に説いています。

彼らが変革を重ねていくことは確実。YouTubeで若々しいフェイが熱意を込めて語るのを見ることができます。コロナ禍に入ってからは自宅から発信しているようで、ちょっと眠そうでした。それでも支援したくなってしまうのは、私だけではないかもしれません。

11章　ヒューマンなケア・テクノロジーを使う医療者たち

大好きなルイーズ叔母さん

「遠くまで行く」をモットーに

いろいろ回り道をして、ヘルスケアそのものに戻ってきました。今度は最新のテクノロジー活用の例をご紹介します。

オランダで、認知症のある人のための施設で、新テクノロジーの採用と人間的なケアのコンビネーションで最先端を行っているのは、間違いなくタンタ・ルイーズ。「タンタ・ルイーズ」は「ルイーズ叔母さん」という意味です。

コンセプトと施設が素晴らしいだけでなく、包容力あるCEOのコニー・ヘルダーがまた素晴らしい。「一人で歩めば早いけれど、みなと歩まなくては遠くまで行けない」という思想の持ち主で、地域・全国・ヨーロッパの関連団体で活躍し、知識と経験を積極的にシェアする人です。

コロナ禍になってからは、コニーさんにはしょっちゅうテレビでお目にかかっています。というのもコニーさんは、約四〇〇の高齢者や慢性疾患患者のための施設ケア事業組織が属するアクティズという団体の、幹部兼スポークスウーマンでもあるからです。

タンタ・ルイーズは新テクノロジーの導入に熱心で、ケアと教育とビジネスの相互強化を目的とする「西ブラーバント地方ケア・イノベーションセンター」と、ケア関係のテクノロジー志向の製品の開発に取り組む「ケアでの異なる働き方」のメンバーにもなっています。さらにSEAS 2 Growという、ヨーロッパ諸国のケア事業所、企業、政府、研究所の協働で、高齢者ケアのイノベーションのスピードアップを図る組織にも参加しています。

ただしタンタ・ルイーズ、そしてオランダのケアセクター一般として、テクノロジーの導入といっても、医療従事者にとって代わる技術・製品の追求が目的ではありません。現在すでに人手不足。将来さらに状況は深刻になるから、このままでは続けられないことはたしか。それでも温かい人間的なケアは大切だから、ロボットにケアワーカーになってもらうことは歓迎されない。ケアワーカーの肉体的な負担を軽減する製品なら、すでに相当導入されている。

これからは、テクノロジーによって働く人の精神的なストレスを軽減したり、テクノロジーで解決できる作業はテクノロジーにおまかせしたりして、人間はケアワーカーとして職についた当初の動機に沿う作業に、働く時間を費やすことができるようにする。そうすれば働く喜びが高まり、同じ人員数だとしても、現在より効果的に対応できる。これが狙いなのです。

テクノロジーのおかげで、住民・患者のＱＯＬが改善されることによっても、ケアワーカーの負担は減ります。QOLの改善では物理的・身体的な面だけでなく、本人主導、本人の自由を可能な限り最大化するのも重要な側面で、これはとくに認知症ケアで重視されるようになってきました。

働く側も、ケアを受ける側もハッピーで、施設も生き生き明るい雰囲気でなければ、ボランティアは来てくれない。オランダのボランティアには（元）専門職の人たちが多く、相当な責任が与えられます。ボランティアなしには、オランダのケアセクターはお手上げ。これからはさらに多くのボランティアが無償でも喜んで手助けにきてくれるような施設環境とコンセプトが、より重要になってくるのです。

イノベーションとテクノロジーの実践にとどまるのではなく、タンタ・ルイーズでは学術委員会も設置していて、大学と協力して学術的な裏づけも追求しています。

動け動けの認知症ケア

タンタ・ルイーズは現在一八か所で、ケア・住居センター、在宅ケア、デイサービス、ホスピス、そして認知症のある人たちのための小規模住宅型ナーシングホームを運営しています。従業員とボランティアの数は計二五〇〇人（オランダはパート大国であることをお忘れなく）。

タンタ・ルイーズが事業を展開しているのは、大都会ではありません。それでも全部で四五の国籍の人たちがタンタ・ルイーズを利用していて、トルコとモロッコから移住してきた人たち専用のデイケアがあるし、インドネシアから移住してきた人たち向けの高齢者施設もある。従業員にもボランティアにも、このような背景をもつ人たちが含まれているそうです。

私が数回訪れたことがあるのは、二〇一九年に正式オープンした、タンタ・ルイーズ最新の施設ホフ・ファン・ナッサウ（以下「ホフ」と省略）。これはフィッサーハーベンといぅまちにあるタンタ・ルイーズの施設をモデルにして、そこの経験をプラスした、認知症のある人たちのための小規模住宅施設です。合計一五軒の「家」があり、各「家」の住民は八人。間取りはトイレ・シャワーつきの個室に、共同エリアとキッチン。エネルギーは環境にやさしいヒートポンプとソーラーパネルで、暖房は各室で調整できるフロアヒーティング。

「ホフ」は中世のホフが基本で、庭を中心にぐるっと四角に建物群が囲み、外側からは壁が続いているようにしか見えない。ただし中世のホフと違って、ここでは外側にも窓があります。

中に入るとメインの建物があり、受付、そして豪華なレストラン。住民と家族だけでなく、近所の人たちも利用できるし、実際、相当利用されているようです。レストランからは、ヨットが停泊中の運河を見渡すことができて、ちょっぴりリゾートっぽい雰囲気。

内庭に面して並んでいるのは、住民も買い物ができるショップ、ヘアサロン、そのほかの施設。いくつかの住宅への入り口もあって、村の広場のイメージです。

上の階の住民のためには、それぞれの階にテラスがあって、外気を吸ったり、歩き回るのを促します。すごく長い通路はなく、施設というより家が集まっている雰囲気なので、「私の家は噴水の横」という感じで覚えておくことができるわけです。だから迷いにくいとのこと。

住民が、本人主導でできるだけ長い間自由に歩ければ、フラストレーションを感じずに身体を動かすことになり、食事も楽しい雰囲気でおいしければハッピーでいられる。それがここのケアのポイントです。そうであれば従業員も、見張りの警察官になったような気分にならずに働けるという点も重要です。

外に出ることは、視覚、聴覚、嗅覚の刺激にもなる。十分に身体を動かして、周囲とつながっている感覚があれば、後期認知症の段階に入るのが遅くなり、寝たきりになるのは終末期の数日間だけ。結局別の疾患で亡くなることが多いのは、フィッサーハーベンの経験からわかっているとのこと。

フィッサーハーベンでは、向精神薬の使用量が九〇％減。向精神薬の使用がほぼ皆無になれば、住民はぐったりとしたり、無関心になったりしない。そうすれば、向精神薬のせいであまりにも本人が変わったと家族が悲しんだり、無力感を抱いたりすることなく、喜んで訪問してくれる。認知症というと、どんどん悪化していき、歩行器、車椅子、そして長い間寝たきりというパターンは、ここでは完全にくずれたのです。

できるだけ長く自由に歩き回るのは、必ずしも施設内だけではありません。テクノロジーと社会的ケアの組み合わせにより、ここでは認知症のある住民は、モニタリングの結果次第で、一人でまちに出ることもOKなのです。

ホフの住民が自由に動ける行動範囲には四パターンあります。最も制限度が高いのは、その人の「家」の中だけ、つまり八個室と共同エリアのみ。次の範囲は、すべての建物（一五軒の家にショップなど）と庭の部分。その次は、これにレストランを加えた範囲。四つ目が最大の自由度で、まち全体となっています。

各自に割り当てられた範囲内でしか扉が開かないのが「スマートロック」で、使用は簡単。腕時計のようにしてつけるだけです。二番目の行動範囲からは、スマートロックでエレベーターの使用も可能になります。ホフ内ではブルートゥースで住民の動きをフォローし、まちに出てよい人たちはGPSでフォローします。

万一ホフのフォローが難しくなれば、「近所コーチ」のボランティアにテキストメッセージがいき、近所コーチが探しにいく。ホフよりにぎやかなまちにあるフィッサーハーベンでは、近所コーチの出番があるそうですが、幸か不幸か、ホフではまだ近所コーチの登板はないとのことでした。

アクティブ・エイジング看護師の役割

タンタ・ルイーズでは、過去の雰囲気を再現して安心感を生み出す以上に、「今、ここで」志向のアクティブ・エイジングを重視しています。

ここのライフスタイルの決め手は、認知症のある住民が本人主導で、アクティブな日常生活を送る環境を整えるための専門訓練を受けた、アクティブ・エイジング看護師の存在です。

本人主導がモットーなので、まずは本人の具体的な希望を実現できるようにする。毎日自分で買い物に行きたいというのがその人の希望であれば、訓練はそれを実現することに集中します。

認知症であっても、新しいことは学べる。間違えずに同プロセスを繰り返すエラーレス学習法なら、新しいことを身につけられるとのこと。記憶障害があると、間違えれば間違えるほど、それが正常の動作として長期記憶に保管されて、誤りを訂正できなくなってしまう。また記憶障害者は誤りを訂正されると、フラストレーションが高まる。それで、エレベーターで正しいボタンを押す訓練も、まちのスーパーに行くのに決まった道順で行く訓練も、根気よくエラーレス学習法でやるそうです。

アクティブ・エイジング看護師は、チームのメンバーにエラーレス学習法をコーチし、各住民が自由に動ける範囲を定期的に調整します。その日の状態に応じて、最大限の自由度となるように行動範囲を変えることもあるそうです。それはチームと相談しながらスコアリングをして決めるのですが、その過程はライフスタイルのモニタリングにもなっていて、当然最初のスコアは参考値になります。

また近所の店の人員の訓練と、まちのボランティア（近所コーチ）の訓練も、アクティブ・エイジング看護師の任務。店では認知症のある住民がおかしなことをしても、お金の勘定が間違っていても、訂正せずに、明るく、やさしく接してもらう。買物袋に入れたすべての商品の料金は、ホフに請求できるように手配してあります。

落ち着かない感じで道をウロウロしているホフの住民がいれば、あたたかく店内に誘ってもらい、近所コーチには自宅に招いてもらう。テキストメッセージがホフに送られるので、コーヒーを飲んでいる間に、偶然のようにホフの従業員が顔を出して一緒に帰る。こうしたシナリオで、店員やボランティアは訓練されています。

このような対応によって住民はいつも落ち着いているので、介護士・看護師の作業量が減り、やりがい感が向上したそうです。ホフを歩き回っていると、そうだろうな、と納得できます。

もちろん認知症のある人が自由に歩くのには、リスクが伴う。けれど閉鎖された場所に長い間住み、動かないでいることによるリスクも大きい。そういう状態の人が転倒でもすれば、症状が決定的に悪化する可能性が高いし、ＱＯＬを失った状態での、寝たきり年月が長くなる可能性もある。

タンタ・ルイーズではリスクの可能性にこだわるのではなく、裏づけのあるリスクだけを検討します。生活の喜びと安全のいずれかを選ぶのではない。両方とも必要。人生には、生活には、リスクが伴うことを受け入れることから生活の喜びも始まる、というのがここの思想のようです。

目をみはる眼鏡

イノベーティブなテクノロジーの採用でも、オランダではパイオニア的なタンタ・ルイーズ。テスト段階がほぼ完了しているのが、投薬の際使用する「インテリジェント眼鏡」です。

ミスがあってはならないけれど、けっこうエラーがある投薬業務は、ナースにとって大きな心理的負担だといわれています。また、別の人によるダブルチェックを要することもあるなど、手間も時間もかかる。タンタ・ルイーズが開発にかかわっている、この問題の解決策がメガネなのです。

〝インテリジェント眼鏡〟Pharma-See は、投薬するナースがかけると、拡張現実によって、実際の光景に加えて、さまざまな情報を見ることができます。

まず投薬者の前にいる患者の顔が認識される。そうするとバーコードによって、その患者と投薬予定の薬がマッチするかが確認される。投薬者は、患者と関連する情報を見ることができ、たとえば与える錠剤は砕く必要があるのか、それとも舌に乗せるのかを確認でき、副作用も確かめられる。各ステップを確認しながら進むので、何かを忘れることがなく、間違いはほぼゼロ。

同僚によるダブルチェックは、一回につき最低五分かかる。インテリジェント眼鏡の使用で同僚のダブルチェックが激減するので、相当な時間の節約になり、その分を実質的なケアに向けることができるわけです。

ここまででも、スピーディで安全、患者にとってもナースにとっても負担が減ることになるのですが、インテリジェント眼鏡の適用範囲はさらに広がりました。遠距離の医師や特別な資格をもつ看護師が、インテリジェント眼鏡を用いることによって、ナーシングホームの看護師が解決できない問題のある患者を、リアルタイムで診ることができるのです。患者はわざわざ病院に出向かないでよくなり、待たずに専門家に診てもらえるし、近くにいるスタッフが専門医に説明することもできる。いくつかのナーシングホームにおける試験段階で判明したのは、とくに少人数のスタッフしかいない夜間は、インテリジェント眼鏡によって専門医などに問い合わせることができるのが、スタッフに大きな安心感を与えるということです。

診察した医師なり看護師がアドバイスを入力すると、それがコンピュータあるいはスマホのスクリーンに表示される。インテリジェント眼鏡は、映像だけでなく音声も扱えるので、直接口頭で説明することもできます。

すでに実用化されているもう一つのイノベーションは、転倒による骨折を減らすための、インテリジェント・フロアです。床の中にあるアンテナによって、一定の動きが認識されると、患者が着用している「ヒップエアバッグ」が稼働して、転倒しても深刻な結果にならない。これを導入してから、腰の骨折件数が半減したそうです。

コニーさんのイノベーティブなテクノロジーに関するポリシーとは、メリットが明確な場合のみ導入する、発見と実践だけでなく継続的に改善していくということ。

インテリジェントなテクノロジーとよいケアによって、患者が自律的な生活を送ることができれば、患者の良好な状態を長い間保つことができる。そうすれば医療コストを減らすことができ、ケア従事者のやる気を高める。それがコニー・ヘルダーの信念です。

大ニュース！　二〇二二年一月からコニーさんは、保健省の「長期ケア大臣」に就任しました。これほどもろ手を上げて歓迎する新大臣は、今までありませんでした。

昔に戻った家庭医ニュースタイル

リビングラボとしての家庭医診療所

二〇〇四年に家庭医になったフラダン・イリックは、アムステルダムで診療を始めました。そして仲間と一緒に、二〇一六年にウェスタードクターズ診療所を開設。ＡＩが重要な役割を果たすことになる将来の医療への橋渡しとして、プライマリケアのデジタル化が必要になるという信念のもと、イリック医師の診療所は、アムステルダムにおけるプライマリケアのリビングラボ的な性質をもつようになりました。

現在、ウェスタードクターズに登録する住民の八五％が診療所のプラットフォームに登録していて、患者とのやりとりの七〇％がオンライン。コロナ禍当初は九九％がオンラインになったのですが、もともと慣れていたせいか、患者にはまったく抵抗感がなかったとのことです。

診療所は質素。受付などないし、コールセンターもない。何があるのかといえば、患者に費やす時間がたっぷり。おもにオンラインなので、待合室はがら空きのことが多いし、オンラインで時間を節約できる分、実際に患者が診療所に来たときに、ゆっくり時間をかけられるのです。

ある意味でここは、一九七〇年代までよくみられた、昔ながらの家庭医診療所への回帰といえるかもしれません。健康センターとかグループ診療など存在しなかった当時、家庭医は自分の家の一角で患者を診ていました。現在家庭医の任務の一部を受けもつプラクティスナースや診療所補助者は、ずっと後から出てきた職業。以前は患者との連絡は、せいぜい配偶者が手伝ってくれるくらいで、原則的に家庭医がすべて担っていたのです。デジタル化することで、ウェスタードクターズでは、診療の優先順位を決めるトリアージのアシスタントが必要なくなり、医師は再び患者と直接やりとりするようになりました。

ジルベレンクラウス保険会社の補助金を得て開発したアプリで、この診療所ではアポの設定、処方箋の再発行などが自動化され、Eコンサルティングもできるようになりました。患者が自分の医療記録の一部を管理することも可能になり、しかもこの機能は家庭医情報システムにリンクされているので、患者はそこからも関連情報を得ることができます。

アプリの導入では、どの患者にもたっぷり時間をかけて説明して、簡単なことから始め、患者がゆっくりなじめるようにしました。適用範囲を増やしていくのは、いったん慣れてから。

このスロープロセスのおかげで、結局それほど使い道のない部分を削除することもできたそうです。たとえば最初の年、一万五〇〇〇回アプリが使われたうち、ビデオ会議のリクエストは三回きりだったので、この機能とはグッバイしました。

若い人たちはメールも使わないので、活躍するのは、非常に短いメッセージでやりとりできるアプリ。開発で目指したのは、最新・最高のテクノロジーではなく、患者と医師にとっての使い勝手のよさ。イリック医師は診療中にも患者にアプリの感想を尋ねて、常に改善に努めているそうです。

自分自身で病状を記入したり、アポを設定したりすることで、スピーディでフレキシブルな対応をしてもらえると患者は納得しているので、新しいシステムを信頼して、スムーズに機能するよう積極的に協力するそうです。二四時間チャットを始めて二年たっても、真夜中にメッセージを送信してくる患者は皆無とのこと。

今のやりかたには本当にメリットがあると、イリック医師はよく思うそうです。たとえばあるとき、「子どもが呼吸していない、救急車を呼んで！」と母親がパニック状態で電話をかけてきました。フェイスタイムで様子を見たら、何のことはない、その子は冗談で息ができないふりをしていただけだった。フェイスタイムを使っていなければ、無駄足をふむところでした。

その逆は柔道家のケース。耳血腫で、耳から血が流れっぱなしの映像を見て、その場で患者が直接病院に行く手配をしたら、二時間後には、病院の専門医からこの柔道家の検査画像や診察記録が送られてきました。とりあえず家庭医診療所に来てもらってから、救急病院に行かせるという通常のやりかただったら、もっと時間がかかり、ケアにも悪影響が出るところだったと、イリック医師は思ったそうです。

成功の秘訣は、ボトムアップのアプローチ。やれ委員会だ、プロジェクトチームなどと言い出せば、官僚的になってしまい、あっという間に半年、一年は過ぎてしまう。そんなことではイノベーションについていけない。パイロット段階では保険会社が補助金を出してくれたのですが、イノベーションを求めるのであれば、補助金を申請する時間がもったいない、原則的には自分たちの資金でやってしまうべきだとイリック医師は考えているそうです。

全国的な広がり

自分が開発したコンセプトは、全国の家庭医の役に立つはずと信じるイリック医師は、講演会やワークショップで積極的に経験を共有しています。

彼のメソッドで救われたのは、ブラーバント地方の小さなまちに引っ越してきた、三人の子どもをもつ家庭医アンフリュー・ドーマンでした。コロナで子どもたちが学校に行けず家にいても、イリック医師のコンセプトのおかげで、自分自身のミニ診療所の家庭医として働くことができています。

夫の転勤で引っ越してきた五年前は、ドーマン医師にとってしっくりこない状況でした。子どもたちが小さかったので、フルタイムでは働きたくなかった。パートだと、臨時で雇われる代理家庭医の道しかなく、今日はこのドクターの代理、明日は別のドクターの代理ということで、患者との人間関係を築けず、家庭医として満足できない日々でした。

登録住民数を八〇〇人くらいにしぼって、自分自身の診療所で週数日働くのがドーマン医師の理想でした。とはいえ、もともと保険会社との通常の取り決めである一〇分診療は気に入っていなかったし、診療所を運営していくには、ある程度の規模がなくては経済的に成り立たないのは明らかでした。そういったジレンマに直面していたとき、知り合いの家庭医が、フラダン・イリックの存在を教えてくれたのです。彼のアプリを使えば、アシスタントがまったく必要なくなる。それならば診療所を始めても、経営的に成り立つかもしれない。そう思ったドーマン医師はイリック医師のワークショップに参加して、家庭医診療所の新しい運営方法を学びました。

まずはオランダの家庭医診療所では当たり前の、アポなしで寄れる時間帯を廃止。ウェブサイトで簡単に診療所とコンタクトをとることができるので、患者は症状を入力したうえで、自身でアポを設定する。家庭医と電話で話すことを希望するのであれば、その旨をウェブサイトで伝えれば、三〇分以内に家庭医から電話がかかってくる。連絡をするのは可能な限り患者自身の家庭医でも、三〇分以内に対応できなければ、このアプリシステムと連携している代理家庭医プールの一人から連絡がいく。どの患者にも「マイ・セーフボックス」というバーチャル・ポータルがあって、そこに各自と関連する、専門医への紹介、薬品の処方箋、ラボの検査結果などの記録が入っています。

ドーマン医師は、このシステムを使って自分自身の診療所を始め、願っていた通り、現在七四〇人の登録住民がいるそうです。週二日、午前七時半オープンなので、通勤前の患者を診ることもできる。診療所で患者を診るときは、通常の一〇分ではなく、二〇分予定しておく。それによってストレスがなくなったし、「医療」に従事しているといういきがいを感じるようになった。万歳!

イリック医師のコンセプトを採用したところを、もう一つ紹介します。

バーハー・コンパスキュームという小さな村では、二〇一九年に引退した家庭医の後継者がおらず、非常に困っていました。このことを耳にしたのは、六〇キロ先にある、周辺では比較的大きな都市アッセンにあるHZDの従業員でした。「ドレンテ家庭医ケア」の略称HZDは、家庭医とほかの医療・福祉の専門職との橋渡しをするケアグループで、代理家庭医の手配もします。この従業員はイリック医師の話を聞いたことがあって、彼のコンセプトなら可能性があるとひらめき、HZDはバーハー・コンパスキューム村のために一肌脱ぐことになりました。

無医村となった村の住民のほとんどが高齢者だったので、ウェブサイトについてコーチするのは決して容易ではなかったそうです。けれど時間をかけ、丁寧に説明したら、四ヵ月以内に住民の六五%がシステムを使いこなせるようになりました。生まれて初めてメールを使えるようになって、鼻高々の人もいたそうです。

家庭医ケアは週七日・毎日二四時間提供する義務があります。イリック医師やドーマン医師同様、HZDが派遣した代理医師も、自分で対応できなければ、アムステルダムのバックオフィスで待機している、各地域の事情を熟知している「フレキシドクター」団の一人が対応することになっています。アプリグループ内で手の空いている医師がいれば、その人がチャットすることもあります。コロナ禍に突入したとき休暇でアルバにいて帰国できなくなったフレキシドクターが、アルバから対応したこともあったのですが、患者はそのような事情を知らないまま、迅速に対応してもらえて満足していたそうです。

HZDがバーハー・コンパスキューム村に新たに設置した家庭医診療所は、五〇㎡のタイニーハウス。イリック医師のコンセプトを採用するところは、いずれもリビングラボ的な心構えがあって、ここも例外でないようです。

家庭医ケアでは救急医療につなぐ責任もあるのですが、病院から遠い村でそれを担保するのは大きな負担になります。個々の家庭医診療所としてでなく、地域として救急医療を提供できないものか。HZDはそれを検討し始めています。実現までには、相当時間がかかると覚悟しているそうですが。

まだこれから

オンライン化とバックオフィスによるサポートのイノベーションは、まだこれからが楽しみだと、イリック医師は言います。たとえばパートナー企業と組んで、慢性疾患患者の家に検査機器を常設する。検査機器からのデータは家庭医診療所に送られ、異常があれば患者に連絡する。患者自身が検査機器の自分のデータを見るタイミングを決め、家庭医による定期診察の頻度を決める。

患者の八〇%が、このようにデジタル化された家庭医療を受け入れられると、イリック医師は想定しています。デジタルスキルがまったくないと思われていた人たちでも、数回説明すれば理解できるのは、すでに経験済みなのです。

今までオランダでは、数多くのEヘルスの試験的導入があったのですが、決定的な動きにまではなりませんでした。けれどコロナ禍によって、あっという間にオランダ市民は、医療のデジタルアクセスに違和感を抱かなくなったようです。オランダ平均でも、コロナ禍の最初の三ヵ月間で、家庭医へのアクセスの八〇%がオンラインだったと報告されています。これまでなかなか解決できなかった病院間のデジタル情報交換も、一気に可能になった。法整備が追いついていないことだけが、本格的なEヘルス導入を妨げているということです。

今日多くの家庭医は自分自身の診療所をもちたがらないし、フルタイムで働きたがらない。人口が減る一方の農村地帯では、家庭医不足が深刻だし、都市の貧困エリアにおける家庭医の労働負担は重すぎる。こうした状況の中では、Eヘルスが必須になると思う医師は多いそうです。

イリック医師のコンセプトは、家庭医自身が開発したことがユニークで、実用的な価値が高いと見なされています。全国Eヘルスリビングラボでは、イリック・コンセプトのシステムの安全性と、このコンセプトで対応するにはふさわしくない症状を中心に、調査することになっています。

オランダには家庭医制度があり、プライマリケア分野が強いからこそ、イタリアやスペインなどと比べて、比較的うまくコロナに対応できたといわれています。家庭医の存在はオランダの医療シーンで最重要、これからも家庭医制度はきちんと機能してくれなくては困る。イリック医師のシステムの開発に補助金を提供したジルベレンクラウス保険会社は、「フレキシドクターズ」という名称で、イリック医師のイノベーションの大規模導入を検討する予定です。

ポジティヴヘルスを提唱したマフトルド・ヒューバーは、家庭医療のデジタル化に懐疑的なようです。けれど専門医になる道を歩んでいた研修医が家庭医に方向転換するケースは増えているのにもかかわらず、家庭医不足は年を追うごとに深刻になってきています。イリック医師のものと似た制度で、本人の家庭医が対応できない場合オンライン医療を受けもつ、いわゆる代理家庭医もかなり不足しているので、とくに地方では、オンライン診療をしてもらうのにも苦労する患者が増えていると報告されています。好むと好まざるとにかかわらず、家庭医療のデジタル化は避けられないようです。

12章　だからこそのポジティヴヘルス

レジリエンスのありか

コロナ禍は大きな試練と悲劇であるとともに、さまざまなことを学ぶ機会も与えてくれました。日常生活で本当に必要なのは何であるか、誰がそれを可能にしてくれているかをしっかり認識したことや、予定表に振り回されない時の流れを体験できたことは、万国共通かもしれません。何年も表面下か表面ちょっと上にとどまっていた社会の矛盾や問題が一気に噴出して、無視できなくなったという現象も、多くの国で起こったようです。

オランダに限っていえば、四〇年近くにわたって浸透してきた新自由主義と、その結果としての市場志向が、社会全体からレジリエンスを奪っていたのが明らかになったと思わずにいられません。その筆頭が、約一五年前に民営化された医療制度。

いくつもの政府のドジや対応の遅さはあったにしろ、オランダがコロナ禍の危機状態から抜け出ることができたのは、まずはウイルス学者や医師のプロフェッショナルとしての使命感のおかげでした。政府が公表することとは路線が違っていても、個人なり組織としてキャッチした情報を活かし、独自の試算に基づいて準備を始めたことで、どれだけの命が救われたことか。

そして現場の人たちの献身。最初のうちは十分な防護具もないまま、かつてない困難な状況の中、ヘルスケアワーカーは働き続けてくれました。引退した医師や看護師も、続々とボランティアとして駆けつけた。弁護士になっていたある元看護師は、長期休暇をとって集中治療室に舞い戻りました。

危機対応が成功したもう一つの大きな理由は、現場が徹底的にルールを無視したこと。

現在のオランダの医療制度では、協働は談合、医療従事者同士は競争しなくてはならないことになっています。競争すればユーザーにとって安くあがり、サービスがよくなるというのが市場主義の前提。オランダは「多職種協働」を謳ってきたのですが、「協働」は競争法上けっこう危ういセンを行くことになるのです。

けれどコロナ禍に直面したとき医療従事者が競争していたら、途切れなく運び込まれる患者の命を救うことはできなかったはず。専門医は原則的に、病院内でそれぞれ開業している「個人事業主」なのですが、集中治療とか肺疾患と関係のない専門医も（眼科医まで）、ペイの話など持ち出さずに、病院内の同僚を助けて、集中治療室でコロナ患者の対応をしました。病院同士でも助け合いました。コロナにはＤＢＣ（オランダ版ＤＲＣ）が付与されていないので、保険会社がどのようにコストを償還するかしないかわからないまま、医療者全員が必要な処置を行ったのです。

もちろん忘れてはならないのは、家庭医たち。二〇二〇年一二月に発表された家庭医学コンソーシアム調査によると、家庭医が事前に患者と話し合ったことにより、二〇二〇年三〜五月の三ヵ月間で、中央値八七歳のコロナ患者の少なくとも一五六七人は、入院せず、自宅（一部はナーシングホームかホスピス）で家庭医によるケアのもと、最期を迎えたとのこと。

結果として、その分の集中治療設備を、ほかの患者に回すことができたわけです。家庭医のインプットがなかったら、病院の一般入院・集中治療設備はパンクして、「ブラックリスト」を持ち出し、どの患者を受け入れるか、トリアージをせざるをえないところでした。

家庭医は入院・集中治療を利用できるかを考えて、高齢患者と話し合ったわけではありません。異常がなくても、フレイル高齢者と家庭医との話し合いはルーティン。二〇二〇年三月末から多くの家庭医は、状況を確認するため七五歳以上の登録住民に電話をかけ、その際、万一コロナになったらどのような治療を希望するか確認しました。

入院・集中治療が高齢者にどのような影響を与えるかも説明した結果、コロナ患者のうち五九％が、「入院ノーサンキュー」を選択したのです。それでも入院はメリットがあると家庭医が判断すれば、再び対話をもち、そのうちの五二％は入院しました。

高齢患者が集中治療を拒否した理由には、筋肉の衰弱からの回復に時間がかかるという以外にも、精神的な虚弱性と隔離による孤独が挙げられました。すでに意思宣言書で、集中治療・延命治療を拒否していた患者もいました。

9章でも紹介したように、レジリエント・シティが教えてくれるレジリエンスの要素とは、内省的であること、機知に富んでいること、インクルーシブであること、統合的であること、頑強であること、余剰があること、そしてフレキシブルであること。

数十年にわたって効率性を優先してきた結果、現在のオランダの医療制度からは、これらレジリエンスの要素がどんどん削られていきました。コロナショックを切り抜けられたのは、制度のおかげではなく、かかわった個人のレジリエンスと倫理観のおかげだったのです。

そういう状況を振り返って、医療者が口を揃えること。それは、感染第一波のときはメチャクチャたいへんだったけれど、規則やプロトコールなど思い切り無視して、プロとしての判断、仲間との協力で、刻々と変化する状態にクリエイティブに適応していくことに充実感を覚えた、ということです。

スピリチュアルなニーズ

連日の激務の中で、隔離されたコロナ患者が、家族と別れを告げることすらできないまま最期を迎えていくのを繰り返し目撃したのは、病院の看護師・介護士たちでした。ボディバッグに入れられた遺体が運び出され次第、次の患者が集中治療室に運び込まれるので、自分が死を迎えた人を触った最後の者でも、まともにその人を見送ることができなかった。外部の人たちはナースをヒーローと見なしても、本人は「失敗した」という挫折感、罪悪感、そしてフラストレーションとともに、日々の仕事を終えることが多かったのです。

コロナ禍に突入してから多くの病院では、そのような精神的な負担を抱える医療従事者のために、スピリチュアルサポーターが控えるようになりました。精神的にも肉体的にも極限状態で働いたナースがそれを希望するのであれば、スピリチュアルサポーターが話を聞くのです。アドバイスするのではない、激励するのでもない。ただ話を聞く。誠心誠意、ポジティヴヘルスの「異なる対話」式に。

ユトレヒト大学病院の六〇人のスピリチュアルサポーターは、患者、その家族、そして医療従事者の話を聞くのが任務です。以前は医療従事者とは、依頼があったときだけ会っていたのを、コロナ禍になってから、交代時間に待機するようになりました。

スピリチュアルサポーターたちが覚悟しているのは、本番はこれからということ。

最初の危機真っただ中のとき、医療者は、後先考えず限界ギリギリまで働き、社会からは英雄視されました。そのうちに、延期していたコロナ関係以外の手術や治療がおもな仕事になっていった。そうなるとボランティアの大部分は去り、集中治療室でもより少ない人数で対応しなくてはならなくなった。そして二回目の危機が始まると、もう世間はロックダウンに飽きてきて、自由な行動がとれないことに不満を抱き、医療者に感謝する心のゆとりがみられなくなってしまいました。

最初の危機では短距離レースのつもりで、すべての力をフル稼働させていたのが、マラソンになったわけです。するとそれまで無視していた、日常生活のストレスが蘇ってくる。看護師の離職数が増え、二〇二一年暮れの危機のときは、一回目と比べて看護師、とくに集中治療室の看護師数が減っていたので、ベッドはあっても患者を引き受けられない病院も出てきました。

もともと医療者たちは、自分自身の心のケアが十分でないまま患者に向き合うことが多いようです。研修医の場合は、日本でも海外でも、二〇~三〇%が抑うつ症状があるか、うつ病になっているとのこと。医療者の心のケアが十分でなければ、いくら看護学科の学生を増やしても、看護師になってから長続きしないので、人手不足の対応として実質的なメリットが小さい。コロナ禍前から、オランダでは新規看護師の四三％が、二年以内に離職すると報告されています。

医療の場で使うポジティヴヘルスのクモの巣は、患者のためだけでなく、医療者のレジリエンスチェックのためにも使われるようになってきているそうです。

コロナの時期、患者に対しても、クモの巣は通常以上に活躍しました。ロックダウン中、家庭医は、フレイル高齢者の状態を確認するのに、おもに電話に頼らざるをえなかったわけです。ある家庭医は、電話で話しながらもクモの巣をイメージして、いきがいや社会とのつながりも含めて、すべての軸にふれるようにしたと語っていました。

多くの家庭医が事前にコロナや集中治療が高齢者に与える影響と治療の選択肢について説明しておいたおかげで、必要が出たとき、ポジティヴヘルスの第一歩である本人主導の選択が可能になったのです。

新しい医療制度に向けて

ロックダウンに入ると、家庭医と患者のコンタクトの大部分がオンラインとなり、電話が往診代わりになることもあったわけですが、患者は必ずしも不満足ではなかったようです。私のつれあいも、「メールで質問を書いておけば、必ず返事をくれる。だから都合のいいときに返事を読めばいい。アポも自分で設定できるようになったけれど、特定の時間帯に電話をかけるより、よっぽどラクだ」という感想。医療のオンライン化がさらに進んでいくことは確実でしょう。

オンライン、電話、それで対応できない場合は防護具をつけて対面診察。それがロックダウン中の家庭医ケアでした。二〇二〇年三月九日～五月二四日の間、こういった形態全部を含めても、家庭医によるケアは通常より二五％少なかったそうです。診療所に来るべきであったのを、感染を恐れて来なかった人たちがいたためです。けれど、普段ならちょっとでも気になれば「念のため」と診察を求める人たちが、このような状況のときにわざわざ医者に連絡することもないとやめておいて、結局支障がなかったというケースが大部分でした（もちろん家庭医に会うのを延期したため、病状が悪化したケースもありました）。

同じようなことが、在宅ケアの場からも報告されています。ロックダウン中、症状をもつ高齢者の外部とのコンタクトは訪問看護師のみということがよくあったのですが、それでも感染を恐れて在宅ケアを断った患者もいた。けれど結局悪影響はなかった。普段のケアが過剰だったのだろうかと、訪問看護師たちは反省したということです。

医療者とのコンタクトが減っても、ほとんど医学的な悪影響がなかったのは、医療的な必要がなくても医療者に会いたがる人がいかに多いかを示しています。つまり本人にある種のニーズがあるのはたしかでも、必ずしも医師・看護師が相談相手でなくてよいということ。将来のケアのあるべき姿のヒントになりそうです。

長い間宿題になっていた医療制度改革を、コロナ禍をきっかけに今度こそ実現しなくてはという気持ちを、とくに医療者が強めたのは当然です。デ・ヨング保健大臣でさえ、競争を減らし、協働を促すように、そして再び政府が大きな役割を担うように医療制度を改革すべきだと、最初の危機を一応切り抜けた二〇二〇年六月に語りました。

現在の制度が導入されてから、行きすぎの市場主義に任せて、政府、保険会社、地方自治体の間で、どこが主導権と責任をもっているのか明確でなくなってしまったこともあります。中央政府はあまりにも退きすぎていたけれど、コロナ禍に直面して、中央的に組織する必要があったこと、それに応じて積極的な動きがまだできることを証明しました。連立内閣なので、必ずしもデ・ヨング大臣の見解はほかの内閣メンバーと共有されていないし、EU法もかかわることなので簡単にはいきません。それでも少なくとも医療に関しては、自由競争はベストでないという認識は育っているような気がします。

2章で紹介した「舵を切り替えよ」運動のメンバーも、二〇二〇年六月「医療制度全体の舵を切り替えよ」と、下院に訴えました。家庭医ケア・助産師ケアなどベーシックなヘルスケアは原則的に再び公共の制度にすること、過剰医療の抑制（医療領域外で解決すべき問題を医療にもちこまないのと予防の強化）、看護師と介護士の給与アップ、直接患者ケアに当たる医療従事者の労働時間の二〇％以上を事務作業にあてないと法律で規定すること——これらが彼らのおもな要求です。

「ナース・マインデッド」は、看護師の給与アップ以外にも、看護師のためのケアを求めました。要求の中には、現場で働く者の主導権、健康的な食事、理学療法士による身体的ケア、スピリチュアルサポーターによる精神的ケアも含まれていて、まさにポジティヴヘルスの六軸をカバーするようでした。

ボランティアの存在感

オランダではすでにボランティアが大活躍。オランダ中央統計局（ＣＢＳ）によると、一五歳以上の国民の四九％が、最低年一回、平均週四時間半、無償活動をしているとのことです。しかも三・四％は、週二〇時間以上も無償で働いています。オランダの医療、福祉、教育界はボランティアなしには機能しないとさえいわれています。

私と同じまちに住むナターシャ・リットフェルドは、障害のある子どもたちのスクールバスを運転するかたわら、自宅でヘアサロンも開いていました。ロックダウンになってこれらの両立ができなくなったとき、ナターシャはボランティアとして社会に役立ちたいと思い、アーモスフォート市のボランティア組織に登録しました。市の福祉課はナターシャを、三人の子持ちで複数の問題を抱えている二六歳のアイデンとマッチングしました。それ以来二人は、あるときは母娘のような、あるときは一緒になって笑い転げる友だちのような関係をもつようになりました。

ナターシャはいわゆる「経験専門家」ではないのですが、人生経験を積んだオランダ人として、役所とのやりとりも含めて、この国のやりかたに慣れていました。

アイデンの借金の大きな部分が「給付金事件」と関連していて、彼女は被害者であったことを知ると、ナターシャはアイデンに、特別に設置された「給付金事件ヘルプライン」とコンタクトを取るように勧め、アイデンの借金問題は解決しました（「給付金事件」とは、税務署が、移民ルーツの人たちを不当に給付金の詐欺者とみなしたり、マイナーな事務上のミスでも罰金・滞納金を科したりして多くの被害者を出し、政府への信頼を一気に損ねた事件のことです）。

アイデンはナターシャのおかげで、自分に自信がもてるようになったし、孤独でなくなったという感想。ナターシャは、ボランティアとしてアイデンとつながることによって、先入観なくものごとを見ることを学び、人生がリッチになったという感想でした。

国の大きさを考えると、世界でも類のない規模、組織、活動内容のボランティア活動は、近所の人の命を救う「市民援助提供者」。心肺機能蘇生（ＣＰＲ）の訓練を受けた人たちです。

心停止は病院より自宅で起きる可能性のほうが高い。病院外で誰かの心肺機能に危機が生じた場合、全国共通の非常電話番号一一二にかけると自動的に、救急車と同時に近所の「市民援助提供者」数名の携帯に、五一秒以内にテキストメッセージが届きます。連絡を受けた市民援助提供者の三分の二は最寄りの自動体外式除細動器（ＡＥＤ）のところに行き、ＡＥＤを持参して現場に向かう。三分の一は直接現場に行く。

救急車より平均二分半早く現場に到着して蘇生を始められるので、このようなボランティアのシステムが全国的になる前と比べて、院外の心停止後の生存率が二六％から三九％に上昇。全国平均で、一一二に電話をかけてから六分以内に蘇生を始めることができているそうです。救急車の到着まではすべてボランティアでやっているのだから、すごい。

現在、全国の市民援助提供者数は約二五万（オランダ人口約一七〇〇万）、利用可能なＡＥＤ数は約二万四〇〇〇。ＡＥＤの一部は、工場とかスーパーなどが所有しているのですが、こちらも無償で、市民援助提供者のアクセスがよいところに設置してあるそうです。

一般にオランダのボランティアは、「他者のためによいことをしてあげている」と感じるタイプではありません。アメリカのように税金面とか履歴書でのメリットがあるわけでもありません。

オランダのボランティアの特徴は、ナターシャのように「同じコミュニティの者同士で助け合う」という意識が強いこと。六〇％がボランティア活動をしながら、自分自身も楽しむなり、メリットがあると感じているとのこと。

救命や借金返済の支援までいかないとしても、近所同士の助け合い、電話・対面でのおしゃべり、アプリを使ってヘルプを求めると駆けつける、あるいは余分に食事を作ったら、近所の人たちに食材費だけもらって分けてあげるアプリを利用する。このような広い意味でのボランティアの存在が、これからさらに大切になってくるでしょう。単なる問題解決ではなく、人と人とのつながりができるのも、大きなプラス。

ボランティアの新しい意味

納税やワクチン接種など、義務づけられることには、たいがい市民の抵抗が伴うものですが、実はオランダの法律ではまだ兵役が残っていて、一七歳になるとその知らせがきます。ただし一九九七年から出頭義務がなくなっているので、実質的には兵役はもうありません。

この義務を復活させようという声が最近になって上がっています。「兵役」というより「社会奉仕義務」と言うほうが正しいかもしれません。義務であればボランティアではなくなるのですが、市民として社会との連帯を保つのに、「ボランティア活動」が必要だという見解が広がっているのです。

そこには戦後の社会の動きに対する危機感と反省があります。戦後までオランダは家族と教会のメンバー同士のつながりが密で、相互扶助に基づくコミュニティ意識が強かったのが、一九六〇年代から個人主義、それから新自由主義がはびこるようになり、市民の連帯感が消滅したと感じる人たちが増えています。

参画型民主主義にとって、他者との連帯感は大切。医療・福祉費の節約という観点だけではなく、他者のために役立つことをすることで、社会の一員であるという感覚を育てようとする動きが目立ってきました。

オランダはたしかに他国よりボランティアの数は多い。けれど貧富の差は広がっているし、学歴の格差もあって、教会の社会的役割に頼れなくなった今日、さまざまな層の人たちが触れ合う機会が減ったことは事実です。異なる人種や住んでいる地域、子どもたちですら、それぞれの殻の中に安住している。ほかの殻の中にいる人たちに対する信頼感がなくなり、社会的統合に悪影響を与えている。異なる人同士の接触が活発であれば、偏見と差別を減らし、寛容度を増加させ、対立を防ぐ、あるいは対立拡大前に問題を解決できるというメリットがある。

一九五〇年代にアメリカの心理学者ゴードン・オールポートが提唱した接触仮説によると、組織の支援のもと、同じステータスの者同士が、同一の目的に向かって協働することによって対応が変化してきて、偏見と差別が減り、お互いに寛容になる。さまざまなグループあるいは個人に同等のステータスが与えられ、組織（国）の支援のもと、同一目的に向かって協働することによる接触の場というのは、兵役がよい例ですが、その兵役は、オランダではもう実質的に残っていないのです。

二〇一七年にキリスト教民主同盟のシブランド・ビューマは、市民として社会にかかわることは社会の統合にとって重要であることを若いときに学ぶため、高校卒業後すべての若者は一定期間社会的な目的のために共同生活をすべきだと説きました。それは実現しなかったのですが、ビューマのアイデアをマイルドにし、強調点もある程度変えた「社会的奉仕タイム」(Maatschappelijke Diensttijd：MDT）が、二〇一八年夏にスタートしました。

社会的奉仕タイムは一四～二七歳の若者を対象とする国の制度で、一一二の地方自治体（二〇二一年末）や数多くの非営利団体・組織が協力パートナーとなっています。

まず重要な点は、MDTは義務ではないということ。オンラインで「テスト」すると、申込者の希望に最も沿うMDTプロジェクトが提案され、週数時間から数日というように、時間数も本人が指定できるようになっています。申込者は、選んだプロジェクトに対する期待も記入します。

MDTの目的は、本人の才能を生かすことによって、他者の役に立つこと。強調されるのは、これは「義務」ではなく、すぐに見返りがあるわけでもない、「奉仕」することを学ぶ機会だということですが、本人の才能を生かすチャンス、将来の仕事を見つけるチャンスであることも強調されます。MDTプロジェクトを完了すると、活動内容や活動時間を記した証書が与えられます。これは履歴書に記入でき、求職活動に役立つわけです。

すでに全国で展開していた、提携組織の数多くのボランティア活動がMDTプロジェクトとして登録されて、そこから選ぶことになります。居住権を得た難民にオランダ語を教える、高齢者施設で働く、子どもたちのスポーツのコーチ、文化・メディア関係の活動、環境問題と関連のある活動、「若者大使」として政府の関連省に若者の見解を伝えるなど、盛りだくさんの内容です。

二〇二一年末までに約三万人の若者がMDTに参加しました。選ぶ内容にかかわらず、若者が自分の慣れ切った環境の外で活動することには、大きな意義があると見なされています。多くの若者にとって、自分が他者の役に立てることを知る、初めての機会になっているようです。期待されるのは、そのような経験によって、若者の市民としての意識、そして社会と政府に対する信頼を高めること。つまりある種の問題は社会のせいなのであれば、その社会は自分たちが形成していると認識すること。つまり問題の責任をもつことといえそうです。

マントルゾルフの復活

オランダ語の「マントルゾルフ」とはすっぽり身体を覆ってくれる「マント」のこと、「ゾルフ」は「ケア」という意味です。「マントルゾルフ」は、特定の人のニーズ全体を理解しながら、さまざまなタイプのケアをしてくれるというイメージで、通常は家族、友人や近所の人、つまり本人を知っている人たちによるケアを指します。それまで本人を知らなかったボランティアがケアラーになることもありますが、その場合は原則的にマントルゾルフではなく、ボランティアによるケアと分けて表現します。

第二次世界大戦後まで日本でもオランダでも、高齢者や病人の介護、あるいは幼児の面倒は家族がみるのが当然でした。それが先進国では核家族が主流となり、オランダのように個人主義が当たり前になってくると、家族も含めて他者に依存するのは、個人の尊厳を脅かすようなイメージがわき、福祉国家の出番となりました。高齢になったからといって家族に頼る必要はない、ケアホームなりナーシングホームに入居するようにと、政府主導で勧められたのです。

このいたれりつくせり型の福祉・医療コストはすさまじく、あっという間に「このままでは続けられない」という認識が生まれ、オイルショックとともに破滅の道をたどり始めました。最初は民営化、規制緩和、国から地方自治体への権限移管で経費上昇を抑制しようとしました。以前専門医がしていたことを家庭医が、家庭医がしていたことを診療所助手がするというような、代替政策も導入されました。そうした取り組みの果てにたどりついたのが、出発点のマントルゾルフだったのです。

マーストリヒト大学病院では、退院にあたって患者とマントルゾルフを支援する「マントルゾルフ・アカデミー」をはじめ、創傷手当や投薬だけでなく、Eヘルス関係のアプリの活用も指導しています。マントルゾルフを与える立場の人たちには、患者の身体の持ち上げかたなども教えています。このようなことは以前もやっていたのですが、それまで体系的でなかったのが、マントルゾルフ・アカデミーによって、まとめられたプログラムとして伝えられるようになったのです。

これは「適切なケアを、適切な場で」という政府の政策にも沿っていて、本人主導という点も重視されています。オランダは「アルツハイマー・カフェ」発祥の地ですが、気楽に質問に答えてもらうことができ、同じ状況にいる者同士で語り合うこともできる「マントルケアラー・カフェ」の創立も、マントルゾルフ・アカデミーの一環として視野に入れているそうです。

名称は異なっても、同じような取り組みをしている病院はマーストリヒト大学病院以外にも数ヵ所ありますが、どこでもポイントは、入院初期の段階から、マントルゾルフを視野に入れるということ。

現時点では、あるアンケートによると、マントルゾルフを提供する人たちの約四割が、病院から十分な支援が得られなかったと答え、六割が、自分たちが果たす役割を社会的に、とりわけ医師・看護師に認識されることを希望しています。また自治体が早期に、マントルゾルフ提供者のニーズを把握することが必要とされ、とくに適切なレスパイトケアが求められています。

コロナ禍になってからは、もともと人手不足だった病院のケア従事者のうち、感染あるいは隔離の必要から一〇%あまりが出勤できず、またストレスに耐えられずに離職が増加し、さらに人手不足になりました。同じ現象が在宅ケアでもあったので、マントルゾルフの必要性は今まで以上に高まったわけです。

将来、ある程度複雑なケアも、十分な訓練を行ったうえでマントルゾルフに委ねることになりそうです。けれどそうなると、どのレベルのケアまでマントルゾルフに移管するのか、マントルゾルフの負担が重すぎることにならないかという問題を、オランダ・マントルゾルフ・アカデミーは取り上げています。

マントルゾルフへの移行について、在宅ケアラーが来るのを待たずにすむから、自分たち自身でやるほうがずっとよいという声もある一方、自信がなかったり、重荷だという人たちもいます。すべて自動的にマントルゾルフに委ねるというわけではなく、常に状況に応じて、当事者と相談したうえで、というのが現在の前提です。

幅広い健康の勝ち

パンデミックが暴いたのは、以前から問題だった医療・ケア分野の人材不足。けれど二〇二二年一月に発表された「将来のパンデミック対策」は、さらに多くの人材やＩＣベッド、高額の医療費を確保しようというものではありませんでした。医療費の高騰を維持し続けることはできないし、今のやりかたでは人材の確保はできないという認識もあります。すでに現在七人に一人の就業者はケア分野で働いている。このままでいけば、二〇四〇年には四人に一人がケアに従事することになりますが、そのような状態も持続できないのは明らかです。

患者プロフィールが明らかにした側面もありました。いくら高齢者のコロナ死亡率が高かったといっても、大いに死亡率と関係があったのは「白人男性、肥満症、糖尿病、（喫煙も関係する）肺疾患もち」という特徴。

将来のコロナ対策で最も効果的なのは予防。予防とは健康でいるということ。健康の増進こそ将来のパンデミックおよび慢性疾患一般に対するベストな方法だというのが、「将来のパンデミック対策」の結論といえます。つまり従来の医療とかケアとは異なる視野が必要になります。

二〇一七年度のオランダ中央統計局（ＣＢＳ）の発表によると、「高学歴者（高等専門学校あるいは大学卒）と比べて、（小卒あるいは職業専門準備学校卒の）低学歴者の健康寿命は六年短く、寿命そのものは一五年短い」ということです。学歴が低いと、貧困に陥る率も高くなるのがわかっています。

ということは、適切な食生活と運動も健康の増進に大切だけれど、その一歩手前として、貧困問題の解決と健全・安全な生活環境も大切ということです。今までの傾向として、医療ケアのコストが上昇すると、これらの側面に関する予算が削られてきた。けれどそうすると健康が増進されず、結局さらなる医療ケアコストの上昇になるという悪循環になっていました。教育、福祉、文化、司法（治安）分野は、健康と関係しているにもかかわらず、こと予算と人材に関しては、医療ケアと競争関係にあるのが今日の現実です。けれど市民の健康は、医師と看護師だけに依存しているわけではない。健康に影響を与える幅広い分野が統合されたかたちで取り組めば、ケアの必要度を下げることができるという認識が形成されつつあります。

レジリエンスの基盤として、どの市民にも、適切な住居と十分な生活費があることを担保する。学校で健康的な食事を提供することによって、家庭の食生活にもよい影響を与えるようにする。学校では毎日体育の時間を設ける。急がば回れで、こういったベーシックなところから足場を固めていくのが、医療費上昇を抑制するのに最も確実な道といえます。

財政的にも人材的にも、今の制度は維持できない。病気を治すだけが医療の時代は終わった。これからは健康をつくり、健康を維持していくことを中心としていく。健康とは身体だけの問題ではない、幅広く捉えなくてはいけない。ここまでは、コンセンサスが相当できてきたと思います。

今度は政府に任せきりにはできない、という決意も生まれています。これまで紹介してきたような、市民によるさまざまな分野のさまざまな試みが、それぞれの粒は小さくても、大きなうねりとなって、政策と関係のある場に影響を与えるようになっています。
下記がこういった試みに共通している要素です。

- 本人のニーズは、本人自身が一番よく知っているという前提。押し売り福祉・医療ではなく、本人が達成したいことを、できる限り「本人主導」を守りながら支援する。
- 医師に限らず、すべてのヘルスケア・福祉・行政のプロフェッショナルは、市民の問題の症状に対応するだけでなく、症状の原因まで追求して、原因の解決に目を向ける。そのためにはヘルスケア、福祉、治安、住宅などを総合的に捉え、協働する。
- 現在医療に持ち込まれている個人の健康に関する問題は、運動、食生活、社会とのつながり、カルチャーというような、医療以外の取り組みによって解決する可能性を最初に検討する。
- 生活環境の重視。とくに借金問題と住宅問題の解決。
- 区画、地区や地方自治体のような比較的小さな範囲内で、すでに実現している試みを結びつける。
- 地区あるいは市町村のような小規模単位で一括予算を組めるようにして、医療や福祉などの分野とは関係なく、本人にとって最もふさわしい取り組みができるようにする。この単位内でシェアードプロフィット制を導入する。
- 総合病院の位置づけは、現在より大きい範囲の地域で検討する。地域レベルでもシェアードプロフィット制を導入する。
- 公共精神の復活。

おわりに——共通言語としてのポジティヴヘルス

幅広く健康を捉え、そしてこれだけさまざまな分野のプレーヤーがかかわるとなると、コミュニケーションに共通言語が必要になります。

ポジティヴヘルスは、オランダの新しい健康のアプローチあるいは社会のありかたにかかわる人々や組織の共通言語ないし接着剤として、専門職と市民の一対一の対話から、地区、そして国レベルまで定着しつつあります。クモの巣をシェアしながら、ポジティヴヘルス型対話をすれば、最初はまどろっこしいようでも、新しい視野が開けてきます（ポジティヴヘルス型対話は、夫婦関係でも利用可、効果絶大）。

ポジティヴヘルスなんて、昔やっていたことと同じじゃないか。何をいまさら。

いったいポジティヴヘルスなんて効果あるの？　根拠は？

言いたい人には言わせておけばよい。英語のことわざ風に表せば、プディングの味は食べてみなきゃわからない。これだけポジティヴヘルスの味を気に入った人たちがいて、いまだにファンが続出しているなら、やっぱり病みつきになる何かがあるのだ、ポジティヴヘルスには。

がんじがらめの一〇年計画なんてお呼びでない。できることからやってみよう。ちょっとでも進んでから、また空を見上げれば、雲のかたちだって変わって見えるじゃないか。

付け足し：二〇二三年春の近況報告

合併したインスティテュート・フォー・ポジティヴヘルス（iPH）と「すべては健康」（AIG）は、一八地域に分かれて、「ポジティヴヘルスの普及」「文化と健康」「メンタルバランス」「地域住民の健康」「みどりと健康」という五テーマで活動しています。合併後両組織のメンバーは、iPHのオフィスで統一されたチームとして働いていますが、当面iPHとAIGの名称を保ち、そのうち単一のネーミングにする予定です。

ポジティヴヘルスの提唱者マフトルド・ヒューバーは、一年間新組織のアドバイザーとして残り、その後新しいプロジェクト「二〇四〇年の高齢者」に専念するそうです。ポジティヴヘルスを打ち出す前にヒューバーが取り組んでいた食生活の研究に、再び取り組むことになるようです。

参考文献・ウェブサイト

●はじめに

シャボットあかね『オランダ発ポジティヴヘルス―地域包括ケアの未来を拓く』日本評論社、2018年

長谷川フジ子「病気があっても健康に！　オランダ発『ポジティヴヘルス』―『正常に戻す』から『適応する能力を支援』へ」『The Journal of JAHMC』31巻、14-17頁、2020年

Hoe Positieve Gezondheid de publieke gezondheid helpt versterken praktijkvoorbeelden en modellen. iPH, 2018.

Transformatie in de regio: zo dus!? iPH Nieuws, March 2021.（released on 4 February 2021）

Krachtenbundeling voor een Positief Gezond Nederland. iPH Nieuws, 18 October 2021.

Interview Willem Lageweg: afscheid van RvT-lid met een missie. iPH Nieuws, 18 January 2021.

●1章　ちょっとおさらい

［1章全体］

Handreiking: Positieve Gezondheid en ouderen. iPH, 2020.

Cursus vervlecht rouwproces met Positieve Gezondheid. iPH Nieuws, 10 April 2020.

Jung, H.P., Jung, T., Liebrand, S. et al.: Meer tijd voor patiënten, minder verwijzingen. *Huisarts en Wetenschap* 61: 39-41, 2018.

van Wijk, E.: Verslag resultaten survey Afferden Samen Beter. Hogeschool van Arnhem en Nijmegen, 2017.

Onderzoek in de huisartsenpraktijk: "Positieve gezondheid zet de zorg op zijn kop". iPH Nieuws, 11 April 2018.

van den Brekel-Dijkstra, K., Huber, M.: Zingeving is goed voor het hart: Hoe Positieve Gezondheid kan ondersteunen bij een gezonder leven.

FocusVasculair, 2018.
Huber, M.: Positieve Gezondheid - de status anno 2019. *Bijblijven* 35: 7-17, 2019.
Positieve Gezondheid en de GGZ. Uitkomsten van een iPH-netwerkgesprek. iPH, 2018.
Doorontwikkeling Mijn Positieve Gezondheid. iPH Nieuws, 16 December 2021.
本城慎之介「『ケアする・されるから、エネルギーを高め合える関係へ』紅谷浩之」軽井沢風越学園かぜのーと、2020年8月27日
「【ケアのこと、4】元気な保育園に来るお医者さんは、きみの良いところを一緒に見つけたい。それを伝えたい。」ほっちのロッヂnote、2019年11月21日
「【ケアのこと、5】『お医者さんに自分のからだじまんをする。』ポジティヴヘルスを土台にした内科検診の始まり（3歳から8歳）」ほっちのロッヂnote、2020年6月17日
「ポジティヴヘルス―“健康”は、誰のもの？」ORANGE_紅谷浩之note、2020年1月23日
［異なる対話］
Studie BMJ Open: gesprekstool ‘Positieve Gezondheid’ geeft inzicht, dynamische communicatie en groter bewustzijn. iPH Nieuws, 2 Feburuary 2022.
Bock, L.A., Noben, C.Y.G., Yaron, G. et al.: Positive Health dialogue tool and value-based healthcare: a qualitative exploratory study during residents’ outpatient consultations. *BMJ Open* 11: e052688, 2021.
［ポジティヴヘルスの効果は測れるのか？］
Bijblijven - Uitkomsten van het hanteren van Positieve Gezondheid in de praktijk Afferden. iPH Nieuws, 29 October 2019.
Huber, M., Jung, H.P., van den Brekel-Dijkstra, K.: *Handbook Positive Health in Primary Care: The Dutch Example*. Bohn Stafleu van Loghum, 2021.
［理学療法診療所からのポジティヴ人間紹介］
Uit de fysiotherapie praktijk: “Dit is waarom ik positieve gezondheid gebruik”. iPH Niews, 29 October 2018.

●2章　オランダの医療制度と抵抗者たち

［なくてはならない家庭医制度］

Euro Health Consumer Index. World Databank, 2018.

OECD Health Statistics. OECD, 2019.

［崩壊中、ピラミッド型医療制度］

van de Wier, M.: Geen ambitie, dan ook geen geld: 'Als zorginstellingen zelf niet in actie komen, zal het personeelstekort blijven'. Trouw, 4 October 2021.

［抵抗の声明書］

Zurhake, S.: Artsen met grenzen. De Groene Amsterdammer, 23 September 2015.

Zurhake, S.: Huisartsen heroveren autonomie in spreekkamer. De Groene Amsterdammer, 5 October 2015.

Heijne, S.: Deze huisartsen verzetten zich tegen doorgeslagen bureaucratie. de Correspondent, 18 April 2018.

Fogteloo, M.: De zorg wil nu géén rekening krijgen. De Groene Amsterdammer, 17 June 2020.

［看護師たちの要求］

Berger, L., Polak, N.: Personeelstekorten, geen kinderopvang, slecht eten: we zorgen al jaren slecht voor de zorg (en dat wreekt zich nu meer dan ooit). de Correspondent, 13 December 2021.

Nurse Minded website.

van Gool, B., Sas, S.: Ic-verpleegkundigen klaar met regels van bovenaf in ziekenhuizen: 'Met meer handen aan het bed waren minder coronamaatregelen nodig'. EenVandaag, 11 May 2021.

NOS Radio 1 Journaal. 27 November 2021.

●3章　成功は失敗のもと

［アッフェルデン・モデルの運命］

「オランダのマフトルド・ヒューバー医師を講師にむかえ、日本初のポジティヴ・ヘルス養成研修を開催」『絆』2019年９月号、松本財団

Bert, H., Houben, C., Smeijsters, R.: Positieve Gezondheid helpt de huisarts naar mens én omgeving te kijken. *Bijblijven* 35: 39-48, 2019.

Jung, H.P., Liebrand, S., van Asten, C.: Uitkomsten van het hanteren van

Positieve Gezondheid in de praktijk. *Bijblijven* 35: 26-35, 2019.
Huber, M., Jung, H.P., van den Brekel-Dijkstra, K.: *Handboek Positieve Gezondheid in de huisartspraktijk: Samenwerken aan betekenisvolle zorg.* Bohn Stafleu van Loghum, 2021.
Zinnige zorg dreigt utopie te worden. Medisch Contact, 21 November 2019.
Politieke steun in de rug voor huisartsen-project Afferden. Skipr, 15 January 2020.
nza.nl website.
［ベルンホーヴェン・モデルの行方］
van der Geest, M.: Waarom werd het ziekenhuis van Boxmeer wél gered door Bruins? de Volkskrant, 7 August 2019.
de Winter, P.: De zorgverminderaars. De Groene Amsterdammer, 13 February, 2019.
Dijkman, A.: Ziekenhuis Bernhoven, lichtend voorbeeld voor de zorg of niet? Fd, 6 December 2019.
van der Geest, M.: Het Bernhoven-ziekenhuis, lichtend voorbeeld voor de hele zorg, zit diep in de problemen. Wat ging er mis? En hoe moet het wel? de Volkskrant, 26 March 2022.
［フードバンクからコミュニティ・キッチンへ］
The Netherlands on the European scale 2019. Statistics Netherlands, 29 May 2019.
Voedselbankennederland.NL. website.
Jungmann, B., Riemersma, G., van Zeil, W. et al.: Hier zijn de bruggenbouwers van 2018. de Volkskrant, 6 January 2018.
van Kelckhoven, L.: Gunsten van voedselbanken. Dagblad van het Noorden, 6 January 2018.
Frederik, J.: Hoe de verzorgingsstaat mensen niet langer helpt. de Correspondent, 14 July 2020.

●4章　幅広い健康の姿

［新たな健康の概念］
Lemmens, L., Beijer, M., de Bekker, A. et al.: Het toepassen van brede gezondheidsconcepten: inspirerend en uitdagend voor de praktijk. Rijksinstituut voor Volksgezondheid en Milieu RIVM, 2019.

Staatsen, B., van Alphen, T., Houweling, D. et al.: Gezonde Leefomgeving, gezonde mensen. RIVM, 2016.
Timmers, M.: Positieve Gezondheid in de gemeente: 6 tips voor implementatie. Koepel Adviesraden Sociaal Domein, 2018.
Querido, A.: Inleiding tot een integrale geneeskunde. De Tijdstroom, 1955.
'Gezondheidsverschillen: Hoe ontwikkelen zich gezondheidsverschillen in de toekomst?' Rijksinstituut voor Volksgezondheid en Milieu, Ministerie van Volksgezondheid, Welzijn en Sport.
van den Muijsenbergh, M.: De huisarts kan het verschil maken. *Bijblijven* 34: 190-198, 2018.
In gesprek met... huisarts-onderzoeker Maria van den Muijsenbergh. YouTube, 12 December 2016.
van Boven, K., Versteegde, T.: Positieve Gezondheid een onsamenhangend concept. *Bijblijven* 35: 55-58, 2019.
Hoe Positieve Gezondheid in het Drentse veen wortelt. iPH Nieuws, 25 April 2019.
堀田聰子『地域包括ケアから地域共生社会へ―東京における地域福祉推進に向けた議論の手がかりとしての話題提供』第3回東京都地域福祉支援計画策定委員会発表資料、2017年
Positieve Gezondheid prominent in landelijke nota Gezondheidsbeleid. iPH Nieuws, 27 May 2020.
Landelijke nota gezondheidsbeleid 2020-2024. Ministerie van Volksgezondheid, Welzijn en Sport, 2020.
De nieuwe nota stelt de leefwereld centraal, in plaats van de systeemwereld. iPH Nieuws, 15 July 2020.
[スネンツ]
Remkes, M.: Anderhalvelijnszorg neemt druk weg. De Medisch Specialist, December 2019.
In Sûnenz opent de Regiopoli Drachten. Zorg in de Praktijk, 11 January 2016.
van Haarlem, N.: In Sûnenz komen wijk en anderhalvelijnszorg samen. DE EERSTE LIJNS, 25 April 2017.
Regiopoli Sunenz breidt uit. Drachster Courant, 24 June 2019.
van Kalken, D.: 1.5 lijn zorg/ Regiopoli & Verrichtingen. presentation material, 5 November 2019.
Geslaagde regiobijeenkomst in Roden. De Juiste Zorg op de Juiste Plek, 14

March 2019.
[幅広いウェルビーイング]
Monitor Brede Welvaart & Sustainable Development Goals 2022. Centraal Bureau voor de Statistiek, 2022.
Kabinetsreactie CBS Monitor Brede Welvaart & SDG's 2022 + aanbieding Nationale SDG-rapportage. Ministerie van Economische Zaken en Klimaat, 18 May 2022.
Zonderop, Y.: Je hoeft hier niet vanaf je zestiende rendabel te zijn. De Groene Amsterdammer, 18 May 2022.

●5章　愛しのタイニーハウス

[オランダの特徴]
van Orden, M.: *Tiny Houses: Minder Huis, Meer Leven*. Kosmos, 2017.
Meelker, E.: Kan het ook simpel? OneWorld, 2 June 2017.
Kooyman, J.: Een expeditie kost al snel 10.000 euro. NRC, 14 October 2018.
Donkerlo, J.: Wonen in een Tiny House is hard werken. Vrij Nederland, 29 March 2018.
van den Eernebeemt, M.: Tijdelijk, om nooit meer af te breken. de Volkskrant, 16 November 2018.
[住宅建設協会と住宅建設組合、住宅公団、社会的住宅]
Mulder, F.: Ons dorp: Begin je eigen woningcoöperatie. De Groene Amsterdammer, 1 November 2017.
Cornelissen, J.: Sociale wooningbouw is een oplossing, geen probleem. Vrij Nederland, 26 August 2019.
[マイクロハウスとタイニーハウス]
Tiny House Nederland website.
Kleinhuizen. nl website.
VIDEO: 'Zo woont het in een tiny house'. Omrop Fryslan.
[「ちっちゃなマヨライン」の活躍]
Marjolein in het klein website.
Mijlpaaltjes. Marjolein in het klein, 6 March 2021.
[政府もウォッチ]
Dopper, B., Geuting, E.: Klein wonen: trend of hype? Stec Groep aan RVO, 9 June 2017.

［地方自治体とタイニーハウス］
10.000 tiny houses in de Peel: Jeanette heeft er één van. RTL Nieuws, 25 February 2021.
Milikowski, F.: De stad als open gemeenschap: In je verbeelding kun je bést wonen. De Groene Amsterdammer, 4 July 2018.
TinyFindy website.
Minitopia website.
［地方自治体へのアドバイス］
Informatie en advise. Marjolein in het klein.
Overheid. TinyHouse Nederland.
［タイニーハウス大繁盛］
Milikowski, F.: Alsof het land is overgedragen aan bijziende accountants. De Groene Amsterdammer, 22 April 2020.
De reële prijs van een Tiny House. Marjole in het klein, 22 November 2021.
Waar mag je wonen in een Tiny House. Marjole in het klein, 4 January 2022.
［オースターウォルドの野心］
Bolderburen nl. website.
In pionierswijk Oosterwold bepaal je zelf hoe je bouwt（EenVandaag）. AVRO Tros, 8 August 2018.
Milikowski, F.: De stad als open gemeenschap: In je verbeelding kun je best wonen. De Groene Amsterdammer, 4 July 2018.
［タイニーシェルター］
Falke, J.: Met zijn Sheltersuits helpt Bas Timmer daklozen de winter door. Vrij Nederland, 18 December 2021.
Behind the Sheltersuit & Chloé collaboration. YouTube, 25 September 2021.
Chloe website.
Homelessness. Young fashion designer creates portable shelters: Bas Timmer. YouTube, 9 October 2020.

●6章　さまざまな住みかた・暮らしかた

［コミュニティ菜園から住宅建設組合へ］
Niemantsverdriet, T.: Pas op minister, daar is Adri weer. NRC, 22 March 2013.

［コーハウジングの再出発］
Bruning, K.: Waarom kraken zo veel meer dan een woning bezetten. Vrije Nederland, 15 December 2021.
Krakers van nu. VPRO, 28 December 2021.
Amersfoort Kraakt website.
Tjeenk Willink, .H.: *Kan de overheid crises aan?* Prometheus, 2021.
［ヴォーンヘメーンスハップのかたち］
Willemsen, M.: De woongroep maakt een comeback, en zo gek is dat niet. Vrij Nederland, 6 November 2018.
Mesters, B.: De collectieve revolutie wonen: De gezamelijke woondroom. De Groene Amsterdammer, 3 March 2022.
［新しい住みかたあれこれ］
Rimers, G.: Er is luchtigheid in huis gekomen. De Groene Amsterdammer, 7 February 2018.
Oostveen, M.: Een flat voor iedereen. de Volkskrant, 29 December, 2018.
Huisman, C.: Een perfecte plek om te wonen, te studeren en in te burgeren. de Volkskrant, 7 September 2017.
Cornelissen, J.: Sociale wooningbouw is een oplossing, geen probleem. Vrij Nederland, 26 August 2019.
［創造し続けるまち］
Milikowski, F.: De stad als open gemeenschap: In je verbeelding kun je best wonen. De Groene Amsterdammer, 4 July 2018.
Eva de Klerk website.
Milikowski, F.: Alsof het land is overgedragen aan bijziende accountants. De Groene Amsterdammer, 22 April 2020.

●7章　健康な食糧を求めて
［食べ物の森］
Green Deals website.
Hakkenes, E. : Verlaat de akker, plant een bos. Trouw, 2 December 2015.
Moons, K.: Het voedselmoeras is een alternatief voor de veenweide: “De lisdoddechips smaakte heerlijk.” Trouw, 1 November 2021.
de Haas, M., de Vos, E.: Een pawpaw tussen de kersen. De Groene Amsterdammer, 13 July 2022.

Buiter, R.: Van melkvee boerderij naar voedselbos: 'Geen stikstof meer uitstoten maar vastleggen.' Trouw, 15 July 2022.
[紳士の農園]
Herenboeren. nl website.
de Vos, E.: Van akker naar bord: Hereboerderijen bevrijden de landbouw van de supermarkt. De Groene Amsterdammer, 14 July 2022.
[我らの土地]
Land van ons. nl website.
Dijkstra, T.: Facebook kocht ergens anders grond voor datacenter toen krietiek in Zeewolde steedes harder begon te klinken. de Stenton, 26 December 2021.
[農民一揆]
Hoeveel exporteren Nederlandse boeren? Zuidhorn-nieuws, 18 March 2022.
Persoon, M.: De miljardairsfamilie die pal achter de boeren staat (want hoe meer vee, hoe meer geld). de Volkskrant, 12 July 2022.
Mommers, J.: Je hoeft boerengeweld niet goed te praten om de wanhoop van boeren te begrijpen. de Correspondent, 13 July 2022.
van Dinther, M.: Terwijl de boer zwoegt, verdienen grote bedrijven gouid geld aan hun harde werk. de Vokskrant, 28 May 2022.
Winterman, P., van Soest, H.: VVD minister Cora van Nieuwenhuizen stept op en wordt lobbyist. AD, 31 August 2021.
Tóch lobbyverbod voor vertrekkende minister Van Nieuwenhuizen. RTL Nieuws, 8 September 2021.
Rutte was akkoord met lobbyende minister Cora van Nieuwenhuizen. RTL Nieuws, 24 January 2022.
Een groeiend deel van oude-politici wordt lobbyist, en is daar niet transparent over. de Volkskrant, 22 October 2021.
van Keken, K., Kuijpers, D.: Bij Haagse Corporate Affairs noemen zij zich geen lobbysten, want dat lobbyt makkerlijker. Vrij Nederland, 9 July 2022.
Rutte was akkord met lobbyende minister Cora van Nieuwenhuizen. RTL Nieuws, 24 January 2022.
van Buuren, J.: Een slag tussen de straat en de staat? De Groene Amsterdammer, 24 August 2022.
Tielbeke, J., de Vos, E.: Vervuilde vennen en boerende koeien. De Groene Amsterdammer, 31 August 2022.

Dupont-Nivet, D., Estrada, A.: Hoe de landbouwtak de richtingenstrijd binnen de Rabobank won. Trouw, 14 September 2022.

[健康な食糧保障に向けて]

Brandsma, J.: 2500 boeren komen met plan om landbouwcrisis op te lossen: “Minder stikstof en zonder kunstmest.” Trouw, 6 July 2022.

Conclusies belangrijk onderzoek naar biologish eten afgezwakt onder druk van onderzoekinstituut TNO. BNNVARA, 22 October 2020.

●8章　さあ、コミュニティへ

[コミュニティづくりのモデル]

Steen, K., van Bueren, E.: *Urban Living Labs: A living lab way of working*. Amsterdam Institute for Advanced Metropolitan Solutions, 2017.

Hoe Positieve Gezondheid de publieke gezondheid helpt versterken praktijkvoorbeelden en modellen. iPH, 2018.

「産・学・官・民の協働による『リビングラボ』」NPO法人タウンサポート鎌倉今泉台

「全国リビングラボネットワーク会議―NPO TSKIが開催に協力」NPO法人タウンサポート鎌倉今泉台、2019年

「令和元年度中小企業実態調査事業（リビングラボにおける革新的な社会課題解決サービスの創出に係る調査）調査報告書」株式会社studio-L、2020年

Zorgverleners roepen de overheid op om klimaat en gezondheid met spoed te integreren in het onderwijs, binnen de zorg en in het overheidsbeleid. iPH, 2 February 2022.

Staps, S.: Positieve Gezondheid en leefomgeving als basis voor gezondheids bevordering. presentation material, 7 November 2018.

Staps, S.: The Bolk model for Positive Health and Environment. presentation material, 11 January 2019.

van Wietmarschen, H.: A system view on health: theory and practice. presentation material, 11 January 2019.

Positieve Gezondheid de wijk in!: Handleiding Integrale Wijkaanpak op basis van Positieve Gezondheid en Leefomgeving. Louis Bolk Instituut, 2019.

van Veelen, A.: Wat je wel kunt doen als je geen huis kunt kopen. de Correspondent, 5 May 2019.

Dierx, J., de Bot, C., Steuns, A. et al.: *Gedragsverandering vanuit Positieve Gezondheid: Samenspel tussen zorg en welzijn*. Coutinho, 2022.
［フェンサーポルダーの菜園］
Houben, N.: Positieve gezondheid Venserpolder: van de wijk zelf. De Eerste Lijns, 24 March 2020.
AlleCijfers.nl website. "Statistieken wijk Bijlmeer Centrum DFH."
Venserpolder in criminele handen. Trouw, 28 January 2009.
van Bockxmeer, J.: Zo ziet het eruit om ergens geworteld te zijn? zelfs als die plek verandert. de Correspondent, 30 October 2021.
van der Kooi, W.: Tuinfamilie: Televisie: 'De vrouwen van Venserpolder.' De Groene Amsterdammer, 27 March 2019.
Positieve gezondheid Venserpolder: van de wijk zélf. De Eerstelijns, 24 March 2020.
Een koffie-uurtje, dat kan een bezoek aan de huisarts schelen. Het Parool, 7 December 2017.
Zuidoost.nl website. "Venserpolder koffie, vuur en eet avonduur."
Gezondheid is de uitkomst, wanneer er bijvoorbeeld geen schulden zijn. iPH Nieuws, 27 November 2019.
Actuele inspiratie over Positieve Gezondheid in Limburg. Beweging Limburg Positief Gezond, May 2020.
［テッスル島の新しい世界］
Juiste Zorg Op de Juiste Plek: Tappen uit een ander vaatje op Texel. ZonMW, January 2022.
Buurtskapdetunnen.nl website.
faro.nl website.
La4sale, Faro (for the Municipality of Texel): Beeldkwaliteitsplan: Buurtskap de Tunnen. 1 November 2017.
La4sale, Faro: Buurtskap de Tuunen: Den Burg Texel. BeeldKwaliteitsPlan buitenruimte. 9 Octorber 2017.
Buurtskap de tunnen website. "impressie eerste woningen."
Texel Samen Beter: Positieve Gezondheid. Texelse Courant, 24 December 2017.
Impressie Buurtskap de Tuunen. YouTube, 30 November 2018.
［港まちのクモの巣］
Bos, E., Fritsma, J.: Leertuin Positieve Gezondheid: Eigen regie en

leefbaarheid in wijken en dorpen. Stichting GOEDZO!, 2018.
Positieve Gezondheid op de tekentafel van architecten. iPH, 28 February 2019.
Architectuur en Positieve Gezondheid. Steensma, 2020.

●9章　レジリエントな自治体

［レジリエント・シティ］

Resilient Cities, Resilient Lives: Learning from the 100RC Network. Rockefeller Foundation, 2019.
「【レジリエンスの実現に向けて】都市は、市民との結びつきを強めながら、環境的脅威や社会的脅威に立ち向かっている」ダッソー・システムズ、2018年
藤田裕之「京都市におけるレジリエント・シティの取組とSDGs（SDGsパブリックフォーラム資料）」2018年

［自律的な自治体］

Utrecht verkort schuldsanering en betaalt zelf tot 1000 euro aan schuldeisers. NOS nieuws, 7 April 2021.
European Resettlement Network website.
Eurocities. eu website.
Regenboog Groep: De rust van een plek om te slapen. Nieuwsblad, Regenboog Groep, 3 March 2022.
van der Linde, I.: In Nederland is de menselijkheid verloren gegaan. De Groene Amsterdammer, 6 May 2020.
Cities of Refuge, Netherlands Institute of Human Rights (SIM), Utrecht University.
Aldrich, D.P.: *Black wave: How networks and governance shaped Japan's 3/11 disasters*. University of Chicago Press, 2019.

［白アスパラの縁］

van der Linde, I.: Miniwereldjes in wording. De Groene Amsterdammer, 22 April 2020.

［住民のちから］

Groen, A.: We zijn het oog en oor van de wijk. De Groene Amsterdammer, 12 January 2022.
DeysselStories met de Buurtmoeders Moederskracht-Mr & Mrs Oasis.

YouTube, 6 December 2021.
Tomassen, T.: Kinderen herkennen ons al: Hé, de Buurtmoeders! De Stad Amersfoort, 29 June 2022.
de alliantie.nl website.
Maas, M.: In Austerlitz regelen inwoners de zorg zelf: Het is een overwinning van doe-het zelfers op politici. Vrij Nederland, 13 December 2022.
Austerlitz Zorgt website.

●10章　ポジティヴ・マネー

［トリオドス銀行］

Bohlmeijer, L.: De baas van nu volgt een stappenplan, en daarin schuilt gevaar, ontdekte deze ex-manager. de Correspondent, 2 May 2020.
Louter, M.: De bezielde bank. De Groene Amsterdammer, 20 December 1995.
Baazil, D.: Jeetje, wie heeft dit systeem bedacht? De Groene Amsterdammer, 22 April 2020.
Onze geschiedenis in vogelvlucht, Geintegreerd Jaarverslag 2016, Triodos Bank.
Oberndorff, M.: Peter Blom, de anarchist die bankdirecteur werd. Vrij Nederland, 24 March 2016.
Yoo, S.-A.: Dankzij Peter Blom (Triodos) is de bankensector voorgoed veranderd. MKB Nederland, 17 December, 2018.
Geus, M.: Triodos-ceo Peter Blom: Betekenis gaat elke bonus te boven. MT/Sprout: next generation business, 28 June 2016.
40 jaar Triodos Bank 40 Jaar Veranderaars. De Kleur van Geld, No.142, 2020.
Verbonden met de bank: Van wie is Triodos Bank eigenlijk? De Kleur van Geld, 30 June 2018.
Global Alliance for Banking on Values website.
Triodos.nl website.
Jeroen Rijpkema nieuwe CEO Triodos Bank. Banken.nl, 7 April 2021.
Jeroen Rijpkema nominated as Chief Executive Officer Triodos Bank. Triodos Bank Press Release, 31 March 2021.
Rieken, D.: Niet langer buitengesloten. De Kleur van Geld, 17 April 2019.

Gewoon Gek (Tegenlicht). VPRO, 1 March 2020.
Hoe twee ondernemers kleinschalige zorg bieden in hun dorp. De Kleur van Geld, 14 September 2018.
van Olst, N.: Zorgondernemers houden hun dorp levend. De Kleur van Geld, 14 September 2018.
van der Hoeven, J.: De burger zorgt zelf. De Kleur van Geld, 12 July 2019.
Nederland Zorgt Voor Elkaar.nl website.
[ギブ・ダイレクトリー]
GiveDirectly website.
4 years in the making: first cash benchmarking results released. GiveDirectly Blog, 13 September 2018.
「ケニアでベーシック・インカム開始！（前）『貧乏人はカネをもらったら怠け者になる』なんて大ウソだ！」CourrierJAPON、2017年6月5日
「ケニアでベーシック・インカム開始！（後）『現金よりも現物のほうが公平な支援になる』説を現場で覆す！」CourrierJAPON、2017年6月6日
Vermeulen, M.: Dit simpele idee kan 99 procent van de ontwikkelingshulp op z'n kop zetten. de Correspondent, 10 January 2022.
Fins onderzoek: basisinkomen zorgt voor minder stress en meer geluk. BNNVARA, 8 May, 2020.
Frederik, J.: Uit het finse experiment met het basisinkomen blijkt: eigenlijk bijna niks. de Correspondent, 13 February 2019.
Duitsland start proef basisinkomen, gefinancierd door particulieren. BNNVARA, 18 August 2020.
Kras, J.: Aantal Duitsers krijgt basisinkomen van 1200 euro per maand. WelingelichteKringen, 18 August 2020.
Michael Faye: Giving directly. YouTube, 10 September 2016.
Michael Faye. YouTube, 2 June 2016.
Michael Faye, Co-Founder & President, GiveDirectly. YouTube, 22 April 2020.
Extreme poverty is #Solvable. Michael Faye. YouTube, 14 October 2019.

●11章　ヒューマンなケア・テクノロジーを使う医療者たち

[大好きなルイーズ叔母さん]
Helder, C., Kwisthout van der Ouderaa, M.: tanteLouise: Finding new

solutions for dementia care. Presentation material, November 2019.
tante Louise .nl website.
Anders werken in de zorg.nl website.
inbo.com nl website.
Hof van Nassau, Steenbergen. Architectenweb, 21 June 2019.
De noodzaak om "anders" te gaan werken. Coincide, April 2019.
Voorbereid op de toekomst door "Anders Werken." Transform InVorm, December 2018.
van den Elsen, W.: Interview: 'Wil je over vijf jaar ook nog met vakantie?' Vilans, September 2019.
van der Geest, M.: Corona in verpleeghuizen: Iemand met dementie langdurig opsluiten is geen optie. de Volkskrant, 10 March 2020.
Met deze slimme bril kan zorgpersoneel in Kampen "live" met collega meekijken aan het bed. Algemeen Dagblad, 12 March 2022.
堀田聰子「よりよく生きる未来に向けたマルチステークホルダーによるイノベーション—オランダのチャレンジと認知症未来共創ハブを手掛かりに」第32次地方制度調査会第12回専門小委員会、2019年
TanteLouise-baas Conny Helder nieuwe minister Langdurige Zorg en Sport. ZuidWest Update, 30 December 2021.
[昔に戻った家庭医ニュースタイル]
de Winter, P.: Op digitaal consult. De Groene Amsterdammer, 22 April 2020.
Menkhorst, R., Spijkerman, C.: Help! De dokter verdwijnt. De Groene Amsterdammer, 9 February 2022.
Saris, K.: Waarom jonge artsen stoppen met hun opleiding 24: uur per dag dokter? Nee, bedankt. De Groene Amsterdammer, 2 February 2022.

●12章　だからこそのポジティヴヘルス

[レジリエンスのありか]
fitaal.nl website.
Weeda, F.: IC's werden ontlast doordat oudere vaker thuis stierf. NRC, 17 December 2020.
[スピリチュアルなニーズ]
Bohlmeijer, L.: Luisteren: Zorgverleners zien meer mensen sterven. Deze geestelijk verzorger staat ze bij. de Correspondent, 29 April 2020.

Sevil, M.: Iu-hoofd VUmc: “De motivatie en opofferingsbereidheid zijn afgenomen.” Het Parool, 8 August 2020.

Bijna helft nieuwe zorgmedewerkers binnen 2 jaar weg en niet vanwege salaris. nursing, 10 January 2020.

van der Kooi, W.: Televisie: zorgen voor morgen. Oplossingen. 10 February 2021.

van den Dool, P., Weeda, F.: Als je alles open gooit, krijg je in de winter ook meer griep én Covid-19. NRC, 8 September 2021.

高宮有介「レジリエンスを高めるマインドフルネスとGRACE」2021年12月11日（第10回日本リビングウィル研究会事前資料）

Webinar 14 mei hielp zorgprofessionals te reflecteren op eigen gezondheid ten tijde van corona. iPH Nieuws, 27 May 2020.

Hoe blijf je in coronatijd als huisarts Positief Gezond? iPH Nieuws, 31 March 2020.

［新しい医療制度に向けて］

Het roer moet nu om in de hele zorg. Arts en Auto, 11 June 2020.

綿貫葉子「コロナ禍におけるオランダの在宅ケアの現状―オランダで活躍する日本人訪問看護師からの報告」『絆』松本財団、2021年2月号

van Lonkhuyzen, L.: De ziekenhuisfusie, na decennia uit de mode. NRC, 3 August 2020.

van der Aa, E., Klaassen, N.: Zorg moet fundamenteel anders volgens ‘coronaminister’ Hugo de Jonge: ‘Regie terug bij overheid.’ AD, 13 June 2020.

van der Aa, E., Kok, L.: Marktwerking in de zorg is doorgeslagen. AD, 1 March 2019.

［ボランティアの存在感］

Vrijwilligerswerk 2019. Centraal Bureau voor de Statistiek, 1 December 2020.

Vrijwilligerswerk: activiteiten, duur en motieven. Centraal Bureau voor de Statistiek, July 17 2018.

Cijfers over vrijwillige inzet. Movisie, 13 August 2019.

Turk-Kruyssen, S.: Project Samen Oplopen biedt ondersteuning: ‘Steuntje in de rug voor gezinnen.’ De Stad Amersfoort, 20 January 2022.

van Paassen, D.: Vrijwillig werken tijdens en na corona: Van friettrucks tot superheldenboxen. De Groene Amsterdammer, 29 July 2020.

Overlevingskans hartstilstand thuis 50% hoger dankzij inzet

burgerhulpverleners. Hartstichting, 6 December 2021.
Mijlpaal bereikt: in heel Nederland binnen 6 minuten reanimeren. Hartstichting, 5 October 2022.
hartslagnu.nl website. 'HartslagNu is het reanimatie oproepsysteem van Nederland.'
［ボランティアの新しい意味］
Beijen, M.: De dienstplicht weer invoeren is zo'n slecht idee nog niet. Vrij Nederland, 8 January 2022.
Mcleod, S.: Allport's Intergroup Contact Hypothesis: Its History And Influence. SimplyPsychology, 15 June 2023.
Marie Kamphuis Stichting website.
Rijksoverheid.nl website.
Zonmw.nl website. 'Perspectief voor de jeugd met MDT.' January 2021.
［マントルゾルフの復活］
Radboudumc zet MantelzorgAcademie op. ZorgenZ, 11 December 2014.
Mantelzorgacademie bereidt patiënten voor op terugkeer naqr huis. ICT & health, 6 August 2019.
Mantelzorgacademie leert patiënten eenvoudige medische handelingen. ZorgenZ, 12 August 2019.
In Maastricht worden mantelzorgers ingezet om thuiszorg te verlichten. NOS Nieuws, 22 December 2021.
［幅広い健康の勝ち］
Baden, D., van't Land, K., Badjoe, A. et al.: Door verkeerd te investeren lopen de zorgkosten op en gaat de gezondheid achteruit. Zet in op preventie. Trouw, 23 January 2022.

●おわりに——共通言語としてのポジティヴヘルス

van de Pol, M., Hacfoort, M., Laan, R.: Raamplan Artsopleiding 2020. Nederlandse Federatie van Universitair medische Centra, 2020.
Discussienota: Zorg voor de Toekomst. Ministerie van Volksgezondheid, Welzijn en Sport, 2020.

謝　辞

この本には、松本記念財団の松本謙一理事長と、同じまちに住む若い友人、小林由佳さんという二人の育て親がいます。このお二人なしに、この本は世間様にお目見えできませんでした。お二人に心から感謝いたします。

二〇二三年初夏　シャボットあかね

シャボットあかね（Jeanette A. Taudin Chabot）

1947年東京生まれ。父アメリカ人、母日本人。国籍、アメリカとオランダ。ワシントン大学およびピュージェットサウンド大学で修士号取得後、東京教育大学大学院で日本文学研究。1974年からオランダ在住。現在通訳、コーディネート、執筆業。著書に『安楽死を選ぶ―オランダ・「よき死」の探検家たち』『生きるための安楽死―オランダ・「よき死」の現在』『オランダ発ポジティヴヘルス―地域包括ケアの未来を拓く』（いずれも日本評論社）などがある。

暮《く》らしに広《ひろ》がるポジティヴヘルス
オランダ発《はつ》・レジリエントな健康《けんこう》のかたち

2023年9月30日　第1版第1刷発行

著　者――シャボットあかね
発行所――株式会社 日本評論社
〒170-8474 東京都豊島区南大塚3-12-4
電話 03-3987-8621（販売）-8598（編集） 振替 00100-3-16
印刷所――港北メディアサービス
製本所――井上製本所
装　幀――銀山宏子（スタジオ・シープ）
検印省略

ISBN 978-4-535-98531-5　Printed in Japan